Ursula Windisch

Vorstellungsübungen zur Heilung:

Stell dir vor, du bist gesund

Ursula Windisch

Vorstellungsübungen
zur Heilung

Stell dir vor,

du bist gesund

Bibliografische Information Der Deutschen Bibliothek:
Die Deutsche Bibliothek verzeichnet diese Publikation in der Deutschen
Nationalbibliografie; detaillierte bibliografische Daten sind im Internet
unter <http://dnb.ddb.de> abrufbar.

Titelbild: Ute Schmidt, „Sonne, grün".
Umschlaggestaltung: Petra Löhlein, LöhleinGrafikDesign, Schwäbisch Hall
Text und Gestaltung: Ursula Windisch
Herstellung und Verlag: Books on Demand GmbH, Norderstedt

ISBN-10:   3-8334-6510-7
ISBN-13:   978-3-8334-6510-9

Inhaltsverzeichnis

Einführung

Mein Einstieg in ein etwas ungewohntes Denken erfolgte durch meine Zeit im Leistungssport. Begonnen hatte das damit, dass man im Autogenen Training dem Körper sagt, was er machen soll, und er tat es. Mit diesen Erkenntnissen beginnt dieses Buch, das sich mit gesundheitlichen Aspekten befasst. Ich beschreibe anhand von eigenen Erfahrungen und mit vielen Beispielen anderer, wie wir Gedanken und Bilder ganz bewusst einsetzen können, wozu das dient, und welche Wirkung es auf unsere Gesundheit hat.

Wie man „Mentale Kräfte aktivieren" kann, und damit nicht nur im Sport seine Leistung steigert, habe ich in meinem ersten Buch beschrieben. Wir können beim Universum bestellen, was wir gerne hätten. Wir können auch Gesundheit bestellen. In den ersten Seiten wiederholen sich bestimmte Aspekte, die auch für dieses Buch wichtig sind.

Es geht mir mit jedem Tag immer besser und besser.

Der Schwerpunkt liegt jedoch hier immer bei Gesundheit. Ich darf doch wieder Du sagen? Das macht es einfacher.

Ein paar Hinweise zu diesem Buch:
Du kannst sofort mit leichteren Visualisierungen wie zum Beispiel bei Halsweh beginnen, doch solltest du irgendwann einmal das Buch von Anfang bis Ende durchlesen, weil in den verschiedenen Gesundheits-Visualisierungen Dinge besprochen werden, die es leichter machen zu verstehen, wie wir funktionieren.

Noch ein ganz wichtiger Hinweis:

- **Die angeführten Beispiele sind eine Unterstützung der ärztlichen Behandlung, niemals ein Ersatz.**

   Geht bitte bei ernsthafteren Störungen immer zum Arzt, befolgt die Anordnungen und unterstützt dann zusätzlich euren Körper mit aufbauenden, heilenden Gedanken und Vorstellungen.

- Es versteht sich von selbst, dass weder für die Wirkungsweise eine Garantie übernommen, noch aus der Anwendung der Beispiele irgendein Rechtsanspruch abgeleitet werden kann. Jeder Mensch ist selbst verantwortlich für das, was er denkt, fühlt, visualisiert und tut.

Es geht mir mit jedem Tag immer besser und besser.

Teil I

Erste Erfahrungen

Diejenigen, die mein Einsteigerbuch gelesen haben, werden sich erinnern. Ich hatte mir meine Halswirbelsäule verletzt - mein linker Arm funktionierte nicht mehr - und ganz mit dem Sport aufhören wollte ich nicht. Schießen lag mir, so war es einfach vom Bogenschießen zur Luftpistole zu wechseln, später dann auch zur Sportpistole, und damit begann mein Problem. Das Bogenschießen ist eher eine Sommerdisziplin, und wenn wir im Winter geschossen haben, dann meist in einer beheizten Halle. Beim Luftpistolenschießen ging das ja noch, die Hallen waren meistens ringsum geschützt, manchmal sogar beheizt, doch die Pistolenstände, da schießt man mit scharfer Munition, die waren kalt und zugig, und wir schossen auch mitten im Winter draußen, selbst bei 20 Grad minus. Obwohl ich mich warm anzog, erkältete ich mich leicht und war dann oftmals für Wochen

Es geht mir mit jedem Tag immer besser und besser.

nicht voll belastbar. Immer häufiger hatte ich Schnupfen, der bald kaum mehr ausheilte, die Kieferhöhlen befiel und meine Leistung ganz erheblich beeinträchtigte. Das besserte sich nur im sehr trockenen Westen der USA, wo wir mehrmals unsere Ferien verbrachten. Ich unterhielt mich dort mit einer sehr netten Frau, einer Deutsch-Amerikanerin, über mein Problem und sie sagte: „Erkältung? So etwas gibt es bei mir nicht mehr. Ich kann Mind Control." Das erinnerte mich an Autogenes Training und was ich damit alles schon gelernt hatte und war höchst interessiert. Sie erzählte, dass man in diesem Seminar lernen könne, sich von grippalen Infekten selbst zu heilen. Soweit sie gehört habe, werde der Kurs inzwischen auch in Deutschland angeboten.

Ich meldete mich gleich an zu diesem Seminar, das der Amerikaner José Silva entwickelt hatte. Mind Control heißt kontrolliertes Anwenden von Bewusstseinsstufen. Die Kursleiterin erläuterte uns unendlich viele Möglichkeiten, die Kraft unseres Bewusstseins gezielter anzuwenden und brachte Beispiele. Wir lernten zu Anfang als Grundlage ein Entspannungstraining ähnlich dem Autogenen Training, das ich zehn Jahre vorher erlernt hatte, um mit meinem Wettkampfstress besser umgehen zu können. Hier benannte die Trainerin nacheinander verschiedene Körperteile und suggerierte uns, sie seien wunderbar locker und entspannt. Von der Kopfhaut über Stirn, Augenlider, Wangen, Kiefer, Hals, Schultern, Arme, Hände, dann Oberkörper, Unterkörper, Oberschenkel, Knie, Unterschenkel, Knöchel, Füße ging die Reise durch den ganzen Körper. Nicht alle Teile entspannten sich bei mir sofort. Teilweise gelang es mir sehr gut, ich hatte ja schon Routine durch das Autogene Training, teilweise je-

Es geht mir mit jedem Tag immer besser und besser.

doch gar nicht. Noch nie hatte ich so intensiv meinen Körper gespürt. Manche Regionen reagierten sehr gut und entspannten sich, andere waren kaum vorhanden, ich fühlte mich dort nicht. Das war seltsam.

Diese tiefe Entspannungsstufe wird auch Alpha-Stufe genannt, und wir erreichten sie bald noch leichter. Man zählte nur von 10 bis 1 abwärts und war sofort auf der gleichen, tiefen Stufe, die wir vorher schon kennengelernt hatten. Heute weiß ich: Der Körper lernt und wiederholt man eine Übung mehrere Male, dann automatisiert sich das Gelernte. Vereinfacht man den Text, kürzt oder koppelt Zahlen, Gerüche oder eine Melodie an den erlernten Zustand, dann reicht später dies aus, um den gesamten Zustand wieder zu erleben. Hier erlernten wir den entspannten Zustand, koppelten die 10 Zahlen daran und in der Folge reichten allein die 10 Zahlen aus, um den entspannten Zustand wieder hervorzurufen.

In dieser tiefen Stufe des Bewusstseins trainierten wir innere Bilder. „Ihr könnt alle Bilder sehen," sagte die Trainerin, „sonst würdet ihr euer Auto auf dem Parkplatz nicht wiederfinden. Diese Art Bilder sind gemeint, wenn wir hier von inneren Bildern reden." Wir lernten Bilder zu entwickeln und sie ganz systematisch einzusetzen. Ich war ja eigentlich nur in den Kurs gegangen, um eine Super-Methode gegen meine Erkältungen und die Kieferhöhlenprobleme zu bekommen, daher achtete ich in erster Linie auf Methoden, die mit Gesundheit zu tun hatten. Sie interessierten mich und waren mir, zumindest am Anfang, schon vertraut. Der Körper tut, was man ihm sagt. Das war mir aus dem Autogenen Training geläufig, wobei suggeriert wird, der Arm sei warm und schwer, und nach einer Weile wurde der Arm warm und

---

Es geht mir mit jedem Tag immer besser und besser.

schwer. Wie weit sich das jedoch ausbauen lässt, sollte ich hier beim Mind Control-Kurs erfahren.

☞ **Der Körper tut, was man ihm sagt.**

Die Trainerin berichtete, dass man nicht nur mit Worten, sondern besonders mit Hilfe von inneren Bildern auf Körperprozesse einwirken kann. Das war Wasser auf meine Mühlen, genau das hatte ich beim Autogenen Training entdeckt. Meine Arme waren nämlich nicht gleich warm und schwer geworden, und ich hatte mir in meiner Not einfach vorgestellt, unter einer heißen Dusche zu stehen. Plötzlich wurden meine Arme warm, obwohl ich in Wirklichkeit in einer kühlen, großen Halle auf einem Stuhl saß, und schwer wurden sie nach einer Weile auch. Bilder wirkten tatsächlich noch besser auf den Körper ein als nur Worte, soviel stand fest. Nur hatte ich ja keine Ahnung, wie man dieses Wissen noch einsetzen kann. Fasziniert und auch ein wenig ungläubig hörte ich zu, was Maria berichtete. Das, was sie erzählte, war so einfach und so spielerisch, das konnte doch nicht wahr sein, so einfach konnte das nicht gehen! Sie berichtete von einem Kinderkurs, wo ein Junge mit Magenschmerzen sich dadurch geheilt habe, dass er sich vorstellte, sein Magen sei ein rostiger Kanister. Er habe Schmirgelpapier genommen und die Roststellen abgeschmirgelt, bis das Metall glänzte und sein Magenweh sei verschwunden gewesen.

Ich hielt das für ziemlich unwahrscheinlich, erlebte ich nicht Tag für Tag in unserer medizinischen Praxis das Gegenteil, unzählige Menschen, die mit Unmengen von Tabletten versuchten, ihr Magenproblem in den Griff zu bekommen? Ich

---

Es geht mir mit jedem Tag immer besser und besser.

war äußerst skeptisch und hielt das für ausgemachten Humbug.

Das zweite Wochenende brachte dann noch viel verrücktere Sachen, für mich völlig unverständlich. Mitgemacht hab ich sie schon, es blieb einem ja kaum was anderes übrig, aber das war alles so abgehoben, so weit weg von jeglicher Realität, ich hab das weit von mir gewiesen. Wir hatten uns in Blätter von Pflanzen hineinversetzt, dann in Metalle, und zum Schluss sogar in Tiere und Menschen, um dort Informationen aufzunehmen. Ihr glaubt das auch nicht? Doch das geht und es war äußerst merkwürdig, was da kam. Nur hielt ich das alles für reine Phantasie und bezweifelte, ob ich jemals etwas davon anwenden würde.

Doch wie das manchmal so ist, es ergab sich bald eine Notwendigkeit, so etwas Verrücktes tatsächlich einmal auszuprobieren. Wie schon gesagt, ich hatte zunehmend gesundheitliche Probleme, die allerdings, wie ich im Laufe der Zeit herausfand, viele Gründe hatten, nicht nur die zugigen Schießstände. Da waren hohe Belastungen, sowohl beruflich wie auch privat, die mich kaum mehr zur Ruhe kommen ließen, dazu kam Krankheit und Tod in der Familie, womit ich mich auseinander setzen mußte. Meine Abwehrkräfte schwanden dahin mit Kummer und Sorgen, was dazu führte, dass ich immer öfter verschnupft war. Meine Kieferhöhlen eiterten oft für Wochen, was meine schon angeschlagene Stimmung noch mehr runter zog. Während dieser Zeit fing mein rechtes Knie an weh zu tun, schwoll an, wurde empfindlich und reagierte bei jeder Anstrengung. Zwar war es zwanzig Jahre zuvor einmal operiert worden, hatte aber nie Probleme gemacht. Im Laufe von Monaten war selbst das

---

Es geht mir mit jedem Tag immer besser und besser.

Gas geben bei Autofahrten schmerzhaft. Später gesellte sich das andere Knie hinzu, was mich wunderte. Ich hatte nur eine Erklärung dafür: Es schien so, als produziere jeder Entzündungsschub der Kieferhöhle entsprechende Abfallprodukte, die im Körper abgelagert wurden, natürlich an meinen Schwachstellen im Knie. Mir fehlte die Zeit mich zurückzunehmen oder gar auszukurieren, da waren so viele andere Kranke. Als sich auch noch der rechte Hüftknochen mit Schmerzen meldete, beschloss ich, etwas zu unternehmen.

„Wenn die Not am größten ist", hatte die Trainerin von Mind Control gesagt, „wenn etwas *not – wendig* wird, dann fällt einem etwas ein, was die Not wendet." Ich erinnerte mich an das, was sie uns im Kurs in anderer Form vorgeschlagen hatte.

Sie sagte:

☞ **„Wenn du krank bist, dann stell dir den Bereich vor, der erkrankt ist, und mache ihn heile."**

Ich erinnerte mich an den Vorschlag aus einem Kinderkurs mit dem rostigen Kanister.

Halsweh

Meine Kieferhöhlenentzündung war chronisch, aber zusätzlich plagten mich ganz akute Infekte. Bei mir fangen sie mit Kratzen im Hals an und ich fürchtete schon wieder das Schlimmste. „Rostiger Kanister, also das passt für den Hals nicht." Ich bat um eine Idee, man kann sich ja was wün-

---

Es geht mir mit jedem Tag immer besser und besser.

schen. „Bitte ich brauche ein Bild für meinen Hals." Ich
horchte nach innen. Hals, was fällt mir dazu ein? „Ein Flaschenhals, natürlich, super, ein dicker großer Flaschenhals
von einem Weinkolben!" Ich sah das Bild vor mir, ein Flaschenhals, der in der Öffnung verschmutzt ist. In der Vorstellung nahm ich jetzt eine große Flaschenbürste, ging mit
meiner Aufmerksamkeit nach innen in meinen Hals und
stellte mir vor, mein Hals sei dieser Flaschenhals, den ich
sorgfältig - Strich für Strich - innen sauber bürste. Im Anfang
war das ungewohnt, aber im Kurs hatten wir noch kom-
pliziertere Dinge gemacht. Ich prüfte nach, ob sich das Gefühl verändert hat, und wirklich, es kratzte nicht mehr so arg
wie vorher. Ich war verblüfft. „Das ist ja unglaublich, die
Methode wirkt tatsächlich!" Ich bürstete ein zweites Mal,
und sah dann zum Schluss meinen Hals sauber und gesund
mit einer rosa glänzende Oberfläche, so hatte es uns Maria
beigebracht. Mir schien, als freue sich mein Hals über die
Aufmerksamkeit, die ich für ihn hatte, und so unwahrscheinlich das klingen mag, der Hals wurde besser. Mehrmals am
Tag machte ich diese Visualisierungs-Übung, spätestens
dann, wenn er wieder anfing zu kratzen und zu schmerzen,
um mir zu sagen, dass ich mich mehr um mich kümmern
soll. Hatte ich nicht schon beim Autogenen Training entdeckt, dass der Körper tut, was man ihm sagt?

☞

Man kann es ihm auch in Bildern sagen.
Innere Bilder sind noch kraftvoller als Worte.
Mit Bildern lernt der Körper noch schneller.

Es geht mir mit jedem Tag immer besser und besser.

Schnupfen

Manchmal schaffte ich es nicht, die Nase begann zu kribbeln, und weil das mit dem Hals so gut funktioniert hatte, probierte ich was Neues aus. Ich nahm mir die Nase vor, ebenso spielerisch, hatte aber keine Ahnung, wie die Nase und der Nasen-Rachenraum oben und hinten aussehen. Doch war es nötig, das so genau zu wissen? Ein Kanister sah ja auch nicht im entferntesten einem Magen ähnlich, und mein Hals war kein Flaschenhals.

☞ **Was der Körper verstand, war die Absicht.**

Die teilte sich irgendwie mit. Wie, wußte ich nicht, das war auch egal, Hauptsache er reagierte und offenbar auch auf so phantasievoll gewählte Gegenstände. Statt einer echten Nase stellte ich mir ein zweigeteiltes Rohr vor, das oben zu einem wird und sich nach unten abbiegt. Im Baumarkt hatte ich weiße Leitungsrohre gesehen, auch solche, wo zwei Rohre zusammenlaufen zu einem. Das war ein gutes Beispiel. Ich ging mit meiner Wahrnehmung nach innen in meine Nase, stellte mir den Bereich so gebogen vor wie die zusammenlaufenden Leitungsrohre, nahm wieder die Flaschenbürste zu Hilfe, und putzte ganz sorgfältig diese Rohre sauber. Von vorn und von hinten bürstete ich und suggerierte mir, sie seien genau so hell und sauber glänzend wie die Rohre im Baumarkt. Immer wieder fühlte ich in meine Nase hinein, atmete tief und fühlte auch den Rachenraum vollkommen gesund. Der Körper verstand die Absicht, dass ich gesund sein wollte, das Kribbeln in der Nase ließ nach. Ich war

Es geht mir mit jedem Tag immer besser und besser.

sprachlos. Meiner Familie hab ich nichts davon erzählt, das konnte ja Zufall sein, ich wollte erst noch mehr ausprobieren. Mehrmals am Tag wiederholte ich diese Gesundheits-Visualisierung und der Schnupfen kam gar nicht erst zum Ausbruch.

Kieferhöhlen

Als nächstes nahm ich mir die chronisch laufenden Kieferhöhlen vor. Auch hier hatte ich Null Ahnung von der Anatomie. Höhle, wie soll sowas nur aussehen? Klein musste sie sein, in meinen Kopf musste sie passen. Na klar, mein Frühstücksei, wenn es leer ist! So in etwa könnte eine Kieferhöhle aussehen. Die allerdings in meinem Kopf sauber zu machen, das schien ja wohl noch viel schwieriger zu sein als alles, was ich bisher gemacht hatte. Das braucht besondere Vorbereitung, entschied ich:

An einem Sonntag - die Familie war anderweitig beschäftigt - übte ich erst einmal in der Realität. Ich blieb nach dem Frühstück am Tisch sitzen, nahm das leer gegessene Frühstücksei in die Hand. Ich hatte nicht alles erwischt und kleine Reste vom Ei klebten noch an den Wänden. Mehrmals übte ich jetzt, wie sich das anfühlt - zwischendrin auch mit geschlossenen Augen - wenn ich mit meinem Löffel an der Krümmung entlang fahre und die Reste heraus schabe. Dann hielt ich das Ei waagerecht vor mein Gesicht und dachte mir das Ganze als Kieferhöhle in meinen Kopf. So hatte ich wenigstens eine Idee, wie so eine Höhle aussehen könnte. Für die Visualisierung selbst traf ich noch weitere Vorkehrungen, die ich später für alle schwierigeren Vorstellungsübungen übernahm:

Es geht mir mit jedem Tag immer besser und besser.

- Ich suchte mir einen bequemen Platz,
- setzte mir den Schallschutz vom Schießen auf, um vor ablenkenden Geräuschen geschützt zu sein,
- schloss die Augen
- und lockerte mich, indem ich den gesamten Körper ganz bewusst von der Kopfhaut bis zum großen Zeh besonders tief entspannte,
- schloss sogar noch die 10 Zahlen an, um auch ganz gewiss auf der Alphastufe zu sein.

Mit diesem super entspannten Gefühl stellte ich mir vor, das Ei sei meine linke Kieferhöhle gleich oberhalb meiner Zähne. Ich machte sie größer, damit ich hineinschauen kann. So war es einfacher mit meinem weichen Hornlöffel ganz vorsichtig und sorgfältig Strich für Strich die Reste aus dieser Höhle auszuschaben, genau wie vorher mit dem Ei. Hinten und oben war das nicht ganz so leicht, da fühlte ich zu Anfang gar nichts. Zwischendrin rutschten immer mal meine Gedanken weg und ich konnte wieder von vorn anfangen, aber das kannte ich schon vom Autogenen Training, da war ich auch öfters nicht bei der Sache.

Wieder und wieder schabte ich Strich für Strich sehr vorsichtig diese Höhle in mir aus, bis sie endlich rings herum sauber war. Sie strahlte genau so hell wie das weiße Ei. Das hört sich komplizierter an als es ist - wenn man sich das bewusst gemacht hat, ist es ganz einfach.

Die Trainerin bei Mind Control hatte uns empfohlen zum Abschluss uns jedes innerliche Körperteil glänzend, frisch

---

Es geht mir mit jedem Tag immer besser und besser.

und gesund vorzustellen. Daher färbte ich die Kieferhöhle, diese Eiform, rosa und sah sie hoch glänzend, feucht an der Oberfläche, gesund, frisch, wie das Innere meines Mundes. So fertig! Ich fühlte sie noch einmal in meinem Kopf und plötzlich geschah etwas völlig Unerwartetes: Meine Kieferhöhle wurde ganz warm und als ich meinen Kopf etwas schräg hielt, lief die Kieferhöhle aus. „Das ist ja ganz unglaublich, die macht tatsächlich was ich ihr vorschlage." Vor lauter Begeisterung war ich sofort aus der Entspannung heraus im Hier und Jetzt. Meine frühere Feststellung bekam neue Nahrung:

☞

Gedanken und Bilder sind Kräfte, die auf den Körper einwirken, wo wir sie fühlen können. Der Körper tut, was wir ihm sagen und in Bildern verdeutlichen.

Geben wir ihm heilende Gedanken und heile Bilder, sehen ihn gesund und fühlen ihn auch so, dann heilt er wesentlich schneller.

Von da an war ich restlos überzeugt von der Methode; zweimal täglich für 5 bis 10 Minuten kümmerte ich mich um meine Kieferhöhlen, fühlte sie heil und gesund und es ging mir zunehmend besser. Nach 14 Tagen ging es mir so gut, dass ich vergaß, dass ich je krank war. Natürlich vergaß ich auch die Übungen, und prompt flackerte die Entzündung wieder auf, und ich konnte wieder von vorn anfangen. Mehrmals passierte mir das, bis ich gelernt hatte, und mir einfach mehr Zeit ließ. Es lag nicht an der Methode, die funktionierte, ich war nur einfach viel zu ungeduldig. Kein Wunder, dass es ziemlich lange dauerte, bis sie vollständig

Es geht mir mit jedem Tag immer besser und besser.

ausgeheilt waren. Ich war der Amerikanerin dankbar, ich konnte tatsächlich meine Erkältungen in den Griff bekommen, und mutig wendete ich auch andere Methoden des Mind control an. Dann erst habe ich mit dem begonnen, was ich im ersten Buch beschreibe.

Immer öfter saß ich nun mit geschlossenen Augen und einem Schallschutz auf den Ohren in meinem Sessel und tat etwas Geheimnisvolles, was niemand nachvollziehen konnte. Kurz nach dem Mind-Control-Seminar hatte ich versucht, meinem Mann davon zu erzählen, er hatte mich angeschaut mit völligem Unverständnis. Vielleicht hatte ich es schlecht erklärt. Ich nahm mir vor, erst einmal mehr darüber herauszufinden, ich wusste einfach noch zu wenig. Doch je mehr ich herausfand, um so weniger traute ich mich darüber zu reden. Ich fand mich völlig normal und suchte nach ebenso normalen Erklärungen für alle diese Phänomene. Die Probleme zwischen uns nahmen jedoch zu, ich wurde suspekt. "Die spinnt", meinte die Familie.

Doch da waren so unendlich viele Möglichkeiten, die wir im Mind Control gelernt hatten. Ich war ja oft selbst verunsichert, denn das alles passte überhaupt nicht in das Weltbild, in dem ich aufgewachsen war. Nach diesem Denken konnte alles das, was ich erlebte, nicht möglich sein. Ich hatte mir inzwischen Parkplätze erschaffen, indem ich mir vorstellte, dass mir ein anderer Wagen gerade dann einen Parkplatz freimacht, wenn ich ihn brauche. Wie von Geisterhand war es genau so passiert und ich war ziemlich durcheinander. Das stellte alles in Frage, was ich über unsere Wirklichkeit gelernt hatte.

Es geht mir mit jedem Tag immer besser und besser.

- **Es schien so, als erschaffe ich mit Gedanken und Vorstellungen Realität nicht nur in meinem Körper, sondern beeinflusse damit auch die äußere Umwelt.**

Das war höchst beunruhigend, doch mir fehlte die Zeit mich intensiver damit auseinander zu setzen. Lieber setzte ich mir Scheuklappen auf, und wandte nur Methoden an, probierte sie einfach aus, erst einmal die leichten.

Dass man dem Körper etwas sagen kann, das war mir vertraut, das machte ich schon seit Jahren. Aber da waren neue Ansätze, noch spannendere:

- Man konnte ihm auch sagen, wann er schlafen und wann er wach sein soll. Eigentlich ganz logisch, denn wenn man ihm sagen kann, dass er warm und schwer wird, und er tut es, warum dann nicht wachen oder schlafen? Auf die Idee muss man erst mal kommen. Trotzdem war ich überrascht, dass er das tut! Und er tat noch mehr, wenn man es ihm sagte.

- Man konnte ihm zum Beispiel auch schon im Voraus sagen, was man am nächsten Tag tun will, und er tat es leichter, wie ich herausfand, vielleicht weil er schon alles kennt. Man übte sozusagen schon im Voraus, zwar nur in der Visualisierung, doch der Körper hält diese Simulation für wirklich.

Ich hatte damals schon den Verdacht, dass der Körper oder unser System - wie immer man das bezeichnen will, was unsere Absicht umsetzt - Vorstellungen und die äußere Realität nicht unterscheiden kann. Inzwischen hat man Messgeräte

---

Es geht mir mit jedem Tag immer besser und besser.

erfunden, Positronen-Emissionsgeräte, die das bestätigen! In beiden Fällen werden die gleichen Gehirnareale aktiviert. Daher sind die Vorstellungen ebenso wirksam wie aktives Tun.

Deshalb sagte Einstein:

Die Vorstellungen sind wichtiger als alles Wissen.

Doch zurück zum Kurs: Die Methoden waren so zahlreich, dass ich immer wieder etwas Neues ausprobierte, einfach weil es Spaß machte. Ich hatte durch meinen Leistungssport nicht viel Zeit darüber nachzudenken, oder mir die Konsequenzen vor Augen zu führen. Ich probierte einfach herum und gezwungenermaßen besonders im gesundheitlichen Bereich.

Knie- und andere Gelenke

Die Kieferhöhlen waren halbwegs ausgeheilt, und schon ging es meinen Gelenken wieder besser, doch keineswegs gut. Beide Knie hatten schon dicke Probleme. Ein Orthopäde meinte, bei der starken Arthrose solle ich damit rechnen spätestens mit 60 Jahren ein Kunstknie zu bekommen. „Er mag ja Recht haben", dachte ich, „bei jeder größeren Belastung, auch bei längeren Autofahrten, schwillt das operierte Knie an und schmerzt." Das waren ja schöne Aussichten. Ein wenig deprimiert fuhr ich mit meinen Söhnen auf Zelturlaub nach Südfrankreich, und erlebte die Notwendigkeit, die Not, die gewendet werden wollte. Wir hatten das Amphitheater in

---

Es geht mir mit jedem Tag immer besser und besser.

Arles besucht, waren munter auf den hohen Sitzreihen hinauf und hinunter geklettert. Am nächsten Morgen waren meine Knie derart stark anschwollen, dass ich überhaupt nicht mehr gehen konnte. Ich war verzweifelt, und nahm mir vor, dass mir das nicht noch einmal passiert. Hier im Urlaub entdeckte ich, dass ich auf die schmerzhaften Stellen im Bereich des Knies drücken, und den Schmerz aushalten kann, nach der Devise: „Lieber kurz und heftig stark als lange Zeit weniger Schmerz haben." Zusätzlich machte ich kalte Umschläge und war gewarnt. Es war offenbar an der Zeit mich intensiver mit meinen Knien zu befassen.

Zu Hause begann ich gleich mit inneren Übungen. Sie können auch für andere Gelenke angewendet werden. Ich schildere diese Visualisierung sehr ausführlich, um den Ablauf deutlich zu machen, später kürze ich dann ab.

Ein Anatomiebuch zeigte mir, wie ein Kniegelenk aussieht. Vereinfacht endet der Unterschenkel oben in einer Platte, auf der die Rolle vom Oberschenkel abrollt. Das funktioniert wie ein Scharnier. Vorne vor sitzt die Kniescheibe als Schutz, denn Ober- und Unterschenkel werden von unzähligen Muskeln und Bändern zusammengehalten.

Intuitives Erfassen der kranken Situation

Nun wollte ich ja zunächst einmal wissen, wie meine Knie innen aussehen. Ich setzte mich gemütlich in meinen Lehnstuhl und entspannte mich tief, ging auf die Alpha-Stufe. Dann dachte ich mich als ein kleines Lichtmenschlein, hüpfte in meinen Mund hinein und hangelte mich an der Wirbelsäule entlang nach unten bis hinein in den Oberschenkel und dann ins Knie. Hier dehnte ich mich aus und stellte mir vor,

---

Es geht mir mit jedem Tag immer besser und besser.

ich sei dieses Kniegelenk, fühlte mich ganz intensiv als dieses Knie. Innerlich bat ich darum zu wissen, was mit meinem Knie los ist, warum es mir solche Probleme macht und wartete ganz ruhig.

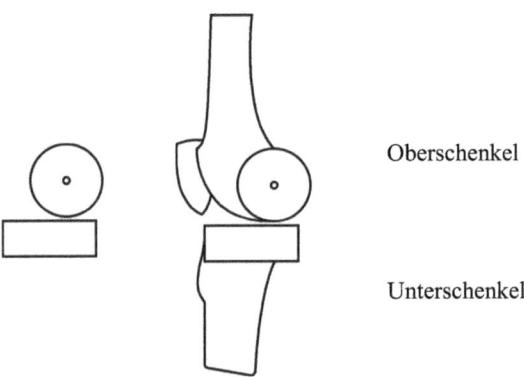

Oberschenkel

Unterschenkel

Knie-Gelenk schematisch (aus Bammes)

Wir hatten so ähnliche Übungen mit Tier und Mensch im Kurs gemacht, wobei man Informationen aus dem Körper intuitiv erfasst. Wir hatten auch gelernt einen Röntgenblick zu entwickeln, mit dem wir nur die blanken Knochen vor uns sehen. Genau so sah ich jetzt meine eigenen Ober- und Unterschenkel plötzlich vor mir auf einem Tisch liegen. Ich nahm ganz mutig erst den Unterschenkelknochen in die Hand und schaute mir die Platte an. „Also daran kann es nicht liegen, die ist ja vollkommen glatt. Das muss der Oberschenkel sein." Ich nahm mir den Oberschenkelknochen vor und erschrak, „Die Rolle sieht ja ganz erbärmlich aus!" Sie hatte Löcher, Riefen und unregelmäßige Erhebungen, völlig uneben.

Es geht mir mit jedem Tag immer besser und besser.

„Oh weh, was mache ich jetzt damit," dachte ich, „die soll ich wieder heil und glatt bekommen?"Ich verwandelte mich wieder in das Knie, dankte für diese Information, und tauchte als kleines Lichtmenschlein aus den inneren Ebenen wieder auf, und hüpfte aus meinem Mund heraus. Dann fühlte ich das Knie wieder an seinem Platz im Körper und machte ein paar tiefe Atemzüge, fühlte mich selbst auf dem Stuhl sitzen und spürte die Füße fest auf dem Boden stehen. Damit stellte ich sicher, wieder im Hier und Jetzt anzukommen. Dieses Hineingehen und wieder Herauskommen aus dem entspannten Zustand machte ich von da ab zu meiner eigenen Sicherheit immer so.

Rationale Entscheidung

Da saß ich nun auf meinem Stuhl und wusste im Moment nicht weiter. Das war ja wohl alles andere als beruhigend, was ich da an inneren Bildern gesehen hatte. Wenn das stimmte - und woher sollten sonst meine Schmerzen kommen - dann musste ich etwas unternehmen. Maria hatte gesagt, wir sollen jedes Körperteil heil und gesund sehen. „Einfach so? Das fällt mir schwer", stellte ich fest. „Ich will lieber etwas dazu tun, es heil und gesund machen, damit ich glauben kann, dass es gesund ist."

Folglich überlegte ich ganz rational, womit ich diese Löcher und Unebenheiten ausfüllen könnte. Mir fiel nichts anderes ein als flüssiges Holz, das brauchte ich oft für meinen Pistolengriff. „Vielleicht ist das gar nicht so schlecht," überlegte ich, „Ich kann damit umgehen, weiß, wie es sich beim Trocknen verhält, und ich weiß, wie man es weiter bearbeitet." Gips, Beton, ein Kunststoff oder Moltofill wären aber

---

Es geht mir mit jedem Tag immer besser und besser.

zum Füllen von Unebenheiten genau so gut geeignet und zweckmäßig.

Die aktive Visualisierung zur Reparatur der Schäden.

In der nächsten Visualisierung ging ich nicht passiv vor, sondern war auf der inneren Ebene höchst aktiv. Ich benutzte den gleichen Weg wie vorher auch, bis zu der Information, die das Knie mir gegeben hatte. Die beiden Knochen lagen wieder blank vor mir auf dem Tisch. Jetzt hielt ich den Oberschenkelknochen wie ein Werkstück auf dem Tisch fest, nahm eine Raspel und raspelte zunächst einmal die groben Erhebungen ab. „Oh Schreck, jetzt sind ja die Löcher noch tiefer!" Ganz mutig tauchte ich den Spatel in das Flüssigholz, und strich das auf meine Oberschenkelrolle, füllte Löcher und Riefen auf. In mehreren Schichten, die nacheinander aushärten mussten, strich ich weiter flüssiges Holz auf, bis die Rolle schon fast perfekt aussah. Jetzt brauchte sie nur ein wenig Schmirgelpapier-Behandlung und schon sah sie aus wie neu! „Na, polieren könnte man sie auch noch", dachte ich, also polierte ich die Rolle und dann auch die Fläche des Unterschenkels hoch glänzend mit Polierpaste. „Was könnte man denn als Knorpelmasse nehmen? Ganz feines Leder, das ist die Idee!" Ich befestigte es auf beiden Flächen, und um alles satt und funktionsfähig zusammenzusetzen, strich ich die Teile dick mit zähflüssigem Fett ein, setzte alles sorgfältig aufeinander, die Kniescheibe davor, dachte mir die Fleischteile wieder darüber, sah mein Knie mit Haut bedeckt, und vollkommen in Ordnung. So, fertig.

Es geht mir mit jedem Tag immer besser und besser.

Der Glaube an Gesundheit ist gestärkt.

Ich projizierte das Gelenk wieder in meinen Körper und probierte zum Abschluss dieses gesunde Knie gleich aus, natürlich nur in der Vorstellung. Ich lief, sprang herum und tanzte, bewegte mich, wie es mir Spaß machte. Dabei sah ich mich nicht wie in einem Film von außen, sondern war im Körper, und guckte mit meinen Augen in der Gegend umher. Ich fühlte mich großartig, das Knie war einfach perfekt geheilt.

In Wirklichkeit saß ich ganz ruhig und friedlich auf meinem Lehnstuhl, und als ich aus meiner tiefen Entspannung wieder herauskam, fühlte ich mich super erholt.

„Hurra! Jetzt kann ich glauben, dass mein Knie wieder ganz heil ist!", rief ich aus und war befriedigt. Meinen Knien tat diese Aufmerksamkeit gut und sie funktionierten von Übung zu Übung immer besser. Ich brauchte gar nicht immer den gesamten Ablauf zu visualisieren, ich glaubte ja jetzt, dass das Knie glatt und sauber ist, ich hatte es ja perfekt heil gemacht. Jetzt sollte ich nur noch Geduld haben, etwas was mir so schwer fällt. Ich wusste aus Erfahrung, dass einmal das Gehirn Zeit braucht, um Neues zu lernen, aber auch, dass es dauert, bis das Körpersystem das, was ich zu ihm sagte, und in Bildern zeigte, in Fleisch und Blut umsetzen konnte. Nach Wochen erst fühlte ich Fortschritte, und der Körper machte, was ich ihm sagte. Mit der Zeit wurden die Knie immer mobiler. Besonders die Bewegungen in meinem geheilten Körper taten mir gut, obwohl ich sie mir nur vorstellte. Ich machte das zu einem Ritual, und schlüpfte von da ab immer in den Körper hinein, fühlte die Freude beim Tanzen, und

---

Es geht mir mit jedem Tag immer besser und besser.

hörte meine Lieblingsmusik. Das ist so ein supergutes Gefühl, wenn man alles wieder kann, was vorher schwer war! Ich fühlte und erlebte diese Begeisterung, mich in einem vollkommen gesunden, elastischen Körper zu bewegen mit gesunden Knien und Hüften. Ich tat in allem so, als-ob-es-schon-so-sei, als sei ich schon vollkommen geheilt und von Mal zu Mal lernte der Körper genau so zu sein, vollkommen gesund. Es war mit der Zeit ganz leicht zu glauben, dass alle Gelenke vollkommen gesund sind, und der Körper tat, was ich zu ihm sagte.

Jetzt sollte ich mich etwas korrigieren, denn eigentlich *bat* ich ihn, das zu tun, was ich von ihm wollte, denn befehlen ließ er sich nicht. Das war also kein willentlicher Akt, mit Befehl und Wollen kam man nicht weit, eher mit Aufmerksamkeit, mit Bitten und mit Achtsamkeit. Dann machte er, worum man ihn bat, er heilte. Wenn man dann noch dankbar war, heilte er noch besser.

Kniegelenke und die Knorpelmasse regenerieren sich

Hier ist noch eine Übung, von der ich wesentlich später hörte. Vielen Menschen mit Knieproblemen fällt es oft schwer Berge oder Treppen hinunter zu gehen. Hilfreich ist diese Vorstellung:

Knie mit Stoßdämpfer

Man kann sich im Knie einen Stoßdämpfer vorstellen, der beim Hinuntergehen den Stoß abfängt. Die innen eingebauten Sprungfedern sorgen dafür, dass die Knie weniger belastet werden. Das ist kein Witz, der Unterschied ist frap-

---

Es geht mir mit jedem Tag immer besser und besser.

pierend. Bei jedem Schritt spürt man, wie der Stoßdämpfer sich innen zusammenzieht und wieder ausdehnt. Beide Vorstellungen habe ich für lange Zeit angewendet, tue es auch heute noch manchmal, und meine Knie sind belastbarer, als sie es vor zwanzig Jahren waren. Ich habe kein Kunstknie gebraucht, im Gegenteil, das Reiben und Knirschen hat fast ganz aufgehört. Für mich heißt das, auch Gelenke und Knorpelmasse regenerieren sich. Erklären konnte ich mir das lange nicht, was mich aber nie daran gehindert hat, solche Methoden einfach auszuprobieren. Heute gehe ich lockerer damit um, damals rätselte ich herum. Mein wissenschaftlich geschulter Verstand rebellierte, und ihr könnt sicher nachvollziehen, dass mich das in der Praxis ziemlich durcheinander brachte.

Zu allem ist die Imagination imstande.

Paracelsus

Es geht mir mit jedem Tag immer besser und besser.

Inneres Labor

Auch der nächste Versuch trug dazu bei. Ich hatte durch die hohe Belastung noch ein anderes Problem, wir waren umgezogen, und immer wieder plagten mich abscheuliche Kreuzschmerzen. Sie besserten sich mit folgender Übung, doch dazu muss ich noch etwas aus dem Mind Control-Seminar vorausschicken. Wir kreierten uns auf der Vorstellungsebene ein Labor, das alles enthält, was man brauchen kann, um seinen Körper heile zu machen. Jeder konnte sich das nach seinem Geschmack einrichten mit Ausnahme einiger Vorgaben. Es sollte einen gemütlichen Sessel enthalten und eine riesige, weiße Wand, um darauf Bilder zu projizieren; daneben sollten wir uns einen Arbeitsplatz schaffen, in dem wir uns selbst und anderen helfen könnten. Wie der Einzelne dieses Labor einrichtet, ist abhängig davon, mit was man im täglichen Leben umgeht. Manche Teilnehmer hatten ein ganz normales medizinisches Sprechzimmer mit Spritzen und Verbandszeug, andere eher eine Werkstatt mit hochglänzenden Maschinenteilen, wieder andere verwendeten Nähzeug, Stoff und Leder, wie ich herausfand.

Mein Labor war eine riesige Glaskuppel und stand mitten im Wald, ich arbeitete mitten in der Natur. Mein Liegesessel war einfach göttlich zum Entspannen. Im eigentlichen Labor hatte ich Hilfsmittel aus allen Bereichen meiner Arbeit aufgebaut. Da war einmal alles, was wir real in unserer medizinischen Praxis auch hatten, einschließlich Röntgengerät, daneben aus meinem früheren, genetischen Labor ein Mikroskop und ein Elektronenmikroskop. Ich werkele gerne herum, daher enthielt mein Labor auch Werkzeug für Holz-

Es geht mir mit jedem Tag immer besser und besser.

und Metall, Feilen, Sägen, Schmirgelpapier, Zangen, Farben und Pinsel, sowie sämtliche Bastelutensilien. Im Seminar ging das alles ziemlich schnell, und ich räumte alles nur ganz flüchtig ein, um es später zu ordnen.

Uns wurde auch suggeriert für dieses Labor Hilfspersonen zu erschaffen. Sie sollten in einem Fahrstuhl erscheinen, und ich glaubte nicht so recht daran, dass ich jemanden erkennen würde. Denkste! Das war die Überraschung, es erschien einer unserer Chemiker aus dem Max-Planck-Institut, in dem ich früher gearbeitet hatte. Ich war perplex, er nicht, er war keineswegs erstaunt, begrüßte mich freundlich und stellte sich vor, hieß aber völlig anders als damals. Das war alles äußerst verwirrend, und zu Anfang bin ich gar nicht ins Labor gegangen. Irgendwann hab ich mich dann doch getraut und hab gewagt ihn um Rat zu fragen. Er half mir anfangs oft nur mit Anregungen und Ideen, so auch mit folgender Imaginationsübung für meinen Rücken:

Rückenschmerzen

Ich solle mich an Kinderspielzeug erinnern, meinte er, und ich sah einen Scheibenturm meiner Kinder vor mir. „Das ist eine Superidee," bedankte ich mich, und ich sah die Stange vor mir, dicke Holzscheiben in unterschiedlicher Größe und Farbe mit einer Kugel als Kopf. Das half. Für die Visualisierung bereitete ich mich wie üblich vor, ging auf Alpha und stellte mir vor, meine Wirbelsäule sei eine solche Stange, auf der die Wirbel wie die Holzklötze mit Loch aufgereiht sind. Die Bandscheiben sah ich als runde Scheiben aus Schaumstoff zwischen den Klötzen.

Es geht mir mit jedem Tag immer besser und besser.

Ich kürze das jetzt ab, ihr wißt schon: Zu Anfang immer alle die dicken Punkte von Seite 18, um hineinzugehen und wenn man wieder aus der inneren Ebene auftauchen will, zum Schluss:

- tief atmen,
- sich auf dem Stuhl sitzen fühlen, die Füße auf dem Boden,
- räkeln und strecken, sich bewegen, Arme anwinkeln
- Augen auf
- und im Hier und Jetzt ankommen.

So machte ich das jetzt immer als Ritual und es automatisierte sich und ging immer schneller. In der nächsten Visualisierung untersuchte ich die Wirbel, schaute nach, ob sie schadhaft sind, und machte sie heile: Dazu stellte ich mir vor, ich könnte meine Wirbelsäule herausnehmen, machte sie kleiner und verwandelte sie in eine solche Stange mit Holzklötzchen. Vorsichtig nahm ich das runde Köpfchen ab. Dann hob ich Stück für Stück jede Scheibe für sich von der Stange herunter und legte sie der Reihe nach vor mich hin auf den Tisch. Zwischen den einzelnen Klötzchen lagen die Bandscheiben aus Schaumstoff, ganz trocken und hart. Schnell mir eine Schale mit blaugrünem Wasser kreiert, darin konnten sie sich regenerieren und aufquellen. Unterdessen untersuchte ich die einzelnen Holzscheiben, die Wirbel, der Reihe nach auf schadhafte Stellen, putzte sie sauber, füllte Unebenheiten aus - wieder mit Flüssigholz - und glättete sie mit Schmirgelpapier. Ich machte sie so glatt und vollkommen, wie sie sein sollten. Anschließend baute ich alles wieder zusammen, ganz sorgfältig besonders bei den feuch-

---

Es geht mir mit jedem Tag immer besser und besser.

ten, glitschigen Bandscheiben. Die fertige Wirbelsäule, jetzt wunderbar erneuert, baute ich wieder ein, fühlte sie in meinem Körper, dehnte sie nach unten und nach oben aus, tat in allem so, als ob sich auch meine Bandscheiben vollständig regeneriert hätten. Sie fühlte sich super gut an.

Zum Abschluss wie gehabt, ich tat in allem so, als wäre alles schon vollständig in Ordnung, ich bewegte mich, probierte diese vollkommen geheilte Wirbelsäule aus und machte alles, was mir Spaß macht. Ich tanzte, bückte mich hinunter, um an einer Rose zu riechen, und rannte über eine frische grüne Wiese - alles in der Simulation. Später bei ähnlichen Visualisierungen drehte ich auch oft die Zeit zurück, bewegte mich in einem viel jüngeren Körper. Das ist kein Quatsch, das wirkt! Ich fühlte mich in Zeiten, in denen mein Rücken noch vollkommen intakt und funktionsfähig war. Es ist egal, wie wir das machen, Hauptsache wir fühlen uns in uns unglaublich wohl, und je bewusster wir dabei sind, um so besser.

Damals war ich, obwohl ich doch schon einige Erfolge gehabt hatte, immer noch erstaunt, wie gut das wirkt, denn wenigstens für einige Zeit war mein Kreuz wesentlich entspannter. Es machte offenbar nichts aus, dass ich die Wirbel nicht anatomisch korrekt vor und in mir sehen konnte, die Holzscheiben taten es auch. Wenn ich einigermaßen konzentriert arbeitete, dann brauchte ich höchstens 10 Minuten täglich, und da es fast so gut wirkte wie eine Massage, ersparte ich mir damit eine Menge Zeit und Aufwand.

Nie hätte ich gedacht, was so ein Seminar, das ich zunächst für reine Spinnerei gehalten hatte, bei mir bewirken konnte.

Es geht mir mit jedem Tag immer besser und besser.

Ich hörte mich bei anderen Teilnehmern des Kurses um und entdeckte, dass sie ganz unterschiedlich damit verfahren. Manche waren sehr erstaunt, wenn ich von meinen Versuchen erzählte. Sie trauten sich nicht zu, solche Dinge selbst wenigstens einmal auszuprobieren, waren überaus erstaunt, wie ich die Methoden für den Leistungssport abgewandelt hatte. Andere waren ebenso kreativ, werkelten intensiv im Labor, das bei ihnen gar mit Tieren bevölkert war, einem weisen Uhu oder einer Schlange, die sie um Rat fragen konnten. Andere arbeiteten weitaus umfassender mit ihren Beratern und Helfern zusammen, wie ich herausfand. Jeder hatte offenbar seine Prioritäten. Für mich war es zu jener Zeit der Leistungssport, der mich sehr in Anspruch nahm. Ich wurde immer vertrauter mit diesen unglaublichen Kräften der Visualisierung und zwar in allen Bereichen, nicht nur für gesundheitliche Zwecke. Der Körper tut, was man ihm sagt. Sagt man es ihm mit Bildern, dann tut er es noch leichter.

Die Vorstellung regiert die Welt.

Napoleon

Es geht mir mit jedem Tag immer besser und besser.

Inzwischen konnte ich ganz leicht zwischen zwei Formen des inneren Sehens unterscheiden. Ich konnte mich von außen betrachten wie in einem Film, konnte aber auch im Körper sein und aus den eigenen Augen herausschauen. Ich lernte beides entsprechend einzusetzen, denn da waren Unterschiede.

☞ dissoziiert

Wenn ich mich wie im Film von außen sah, dissoziiert war, und nicht im Körper, dann fühlte ich keine oder wenig Gefühle, war unbeteiligter, nicht wirklich bei mir. Auch wenn ich, wie bei den Knien oder bei der Wirbelsäule meine Körperteile vor mir liegen sah, war ich dissoziiert. Zum Reparieren war das hilfreich, zum Heilen war aber folgender Zustand besser.

☞ assoziiert

War ich hingegen in der Vorstellung in meinem Körper, guckte aus meinen eigenen Augen heraus, dann war ich assoziiert im Körper, und alle Gefühle waren sehr intensiv zu spüren. Ich war in mir - und nicht mehr außer mir. Auch wenn ich direkt in meinem Körper handelte, putzte oder wie in der Kieferhöhle ausschabte, dann „sah" ich mit inneren Augen, war assoziiert und es heilte besser.

Jetzt will ich für die, die mein erstes Buch nicht gelesen haben, kurz berichten, was ich im Leistungssport erlebt habe. Das hilft noch besser zu verstehen, wie unser Körpersystem funktioniert.

Es geht mir mit jedem Tag immer besser und besser.

Wie ich entdeckte, dass Arbeit nicht hart und schwer sein muss.

Oft ist ja gerade Überlastung Auslöser für gesundheitliche Probleme, siehe mein Rücken. Trotz der hohen Arbeitsbelastung wollte ich im Leistungssport bleiben, und suchte nach Methoden, den Aufwand dafür zu reduzieren, mir das Leben einfacher zu machen. Wie schon angedeutet, Mind Control hat für alles eine Lösung. Ich stellte fest, dass Arbeit viel leichter zu bewältigen ist, wenn man dem Körper schon im Voraus sagt, was man tun will. Das ist möglich, das funktioniert und ist eigentlich gar nicht so verwunderlich, denn das Training von Piloten am Flugsimulator funktioniert ja auch, nur dass hier der Flugsimulator selbst sich nur innen auf der Vorstellungsebene befindet.

Ich hatte mir im Voraus genau geplant, und dann in der Vorstellung geübt, wie ich ein Zimmer ausräume, es renoviere

---

Es geht mir mit jedem Tag immer besser und besser.

und wieder einräume. Alle Arbeitsabläufe erledigte ich schon am Abend vorher, allerdings nur im Kopf, und war völlig aus dem Häuschen, weil die Arbeit am Tag darauf wie von Geisterhand gesteuert ablief wie am Schnürchen. Alles war leicht, ich war vergnügt, und körperlich nicht so müde wie sonst üblich. Ich schloss daraus, dass sich der Körper merkt, was man vor hat, und tut sich dadurch leichter. Durch diese Erfahrung verlagerte ich mein intensives sportliches Training auf die *virtuelle* - heute gibt es sogar einen Ausdruck dafür - Ebene und sparte mir viel Zeit. Ich saß dabei gemütlich zu Hause im Sessel, statt auf dem kalten, zugigen Schießstand zu stehen und trainierte lediglich in inneren Bildern, auf einem inneren Schießsimulator sozusagen. Im Laufe der Zeit trainierte ich fast nur noch auf der Vorstellungsebene, und während ich früher täglich fast zwei Stunden auf dem Schießstand verbrachte, absolvierte ich nun das gleiche Training in nur 20 bis 25 Minuten gemütlich im Sessel sitzend.

Das läßt sich natürlich mit allen anderen Tätigkeiten auch machen, also nicht nur im Sport. Alles, was man besser können will, kann man in der Vorstellung einüben. Und wenn ihr nun glaubt, das wirke nur bedingt, und die Ergebnisse würden in den Keller gehen, kann ich euch beruhigen. Meinen Leistungen hat es nicht geschadet, das Gegenteil war der Fall. Ich habe sogar noch besser geschossen als mit aktivem Training, einfach Super-Ergebnisse. Die innere Ebene ist einfach so viel besser! Meine Muskeln sind auch nicht geschrumpft, wie die Mediziner - und damit natürlich auch mein Mann - immer behaupteten, sie ließen nicht einmal in ihrer Spannkraft nach, wenn ich weniger aktiv trainierte.

Es geht mir mit jedem Tag immer besser und besser.

Kein Wunder, dass das Unruhe in meine Ehe brachte, denn ich begann mich zu fragen, wieso meine Erfahrungen so anders waren als das, was die offizielle Lehrmeinung der Medizin vermittelt. Die Übungen in der Vorstellung oder Imagination waren mindestens ebenso gut, wenn nicht sogar noch besser, um beim Muskelaufbau zu helfen.

☞

**Das Gehirn kann zwischen virtuellen,
nur vorgestellten und realen Bildern
nicht unterscheiden.**

Es werden in beiden Fällen die gleichen Gehirnareale aktiviert.

Unfälle

Mir dämmerte schon damals, welche Möglichkeiten sich für Patienten nach Unfällen daraus ergeben. Sie könnten ohne Schmerzen in der Vorstellung trainieren. Sie könnten wesentlich schneller heilen als mit realen Übungen, weil diese ja wegen der begleitenden Schmerzen nur ungern ausgeführt werden.

So können zum Beispiel Menschen mit einem Oberschenkelhalsbruch sich vorstellen, dass sie gehen können, was ihre Muskulatur trainiert ohne Schmerzen zu haben.

Inzwischen wurde auch das nachgewiesen. Forscher in der Rehabilitations-Medizin in Ohio haben bestätigt, dass sich die Muskelkraft allein durch mentales Training verstärken lässt, ganz ohne physische Übungen, genau so wie ich das

Es geht mir mit jedem Tag immer besser und besser.

gemacht habe. Sie haben den Patienten beigebracht, wie sie mental ihre Muskeln beeinflussen können. Eine Gruppe Patienten wurde aufgefordert die verletzte Hand einfach mental zu spreizen, was ja nicht weh tut, und sie erreichten nach 12 Wochen Training eine Verbesserung von 30 %. Eine andere Gruppe sollte die Muskeln, die den Arm im Ellbogen anziehen, mental anspannen und sie erreichten immerhin eine Verbesserung von 13 %. Diese Methoden waren gegenüber den bisherigen sehr Kosten sparend. Die Patienten lernten unter Anleitung innerhalb weniger Stunden sich selbst mental zu beeinflussen, alles andere machten sie in den folgenden Wochen allein, ohne weitere Kosten zu verursachen (Yue & Cole, J. Neurophysiol. 1992).

Nicht nur dies hab ich ganz vage schon vorausgesehen, auch die Möglichkeiten in der Schmerztherapie, und dabei viel zu spät bemerkt, wie weit ich mich vom üblichen Weltbild in der täglichen Praxis entfernte. Ich lebte in zwei Welten, und es kam zu Spannungen mit meinem Mann, die in eine Trennung mündeten, und damit genug von meiner Geschichte. Von jetzt an berichte ich nur noch über Beispiele, in denen liebe Mitmenschen ihren Gesundheitszustand mit der Kraft der Vorstellung verbessert haben, und zwar überwiegend in der Reihenfolge wie sie mir begegneten.

Es geht mir mit jedem Tag immer besser und besser.

*Die Imagination besitzt
als Künstler das Können,
und alle Werkzeuge zu allem,
was sie ausführen will.*

Paracelsus

Es geht mir mit jedem Tag immer besser und besser.

Beispiele von Heilungsvisualisierungen

Tennisarm

So konnte ich einer Künstlerin, die schwere Skulpturen anfertigt, mit inneren Übungen helfen. Sie litt seit Jahren unter einem Tennisarm, einer schmerzhaften Erkrankung des Ellbogengelenks. Ich riet ihr sich vorzustellen, dass der Schmerz wie ein Wasserstrahl aus ihrem Gelenk herausspritzt. Sie guckte mich ungläubig an, so was hatte sie noch nie gehört. Es war für sie völlig neu, auf diese Weise mit Schmerz umzugehen. Sie kämpfte nicht mehr gegen ihn an, sondern akzeptierte ihn, und das veränderte alles. Sie drückte, so wie ich das auch schon gemacht hatte, mit den Fingern auf besonders schmerzhafte Stellen, kreierte sich den Wasserstrahl ganz spielerisch als Wasserspiel mit Fontänen und brauchte nur wenige Tage, um sich von den heftigsten

Es geht mir mit jedem Tag immer besser und besser.

Schmerzen zu befreien, und nur etwa zwei Monate, um das Gelenk ganz auszuheilen. Sie war überglücklich, denn jahrelang hatte sie mit Salben und Tabletten herum probiert und nichts hatte geholfen. Inzwischen hört sie mehr auf sich, achtet auf sich, und benutzt jedes kleinste Ziehen im Arm schon dazu, sich liebevoll mit sich und dem Gelenk zu beschäftigen, und beginnt schnell wieder mit heilenden Vorstellungsübungen.

Kopfschmerzen

Aus einem Seminar, von dem ich ebenfalls in Amerika gehört hatte, kamen erste Bestätigungen. Der Seminarleiter fragte, ob eine oder einer der Anwesenden Kopfschmerzen habe, und ließ eine junge Frau, die sich gemeldet hatte, auf die Bühne kommen. Er befragte sie, wie der Schmerz aussieht, welche Farbe er hat, welche Oberflächenstruktur, welche Form. Sie schloss die Augen und spürte in ihren Kopf hinein. Sie beschrieb den Schmerz als groß, dunkel, rau und in der Form und Größe eines Tennisballs, der mitten in ihrem Kopf liegt. Mit zwei, drei Sätzen wandte sich der Seminarleiter an uns und fragte dann wieder die junge Frau nach Farbe und Größe. Jedesmal wurde die Farbe heller, der Schmerz schrumpfte zu einem Tischtennisball, wurde zunehmend heller, dann durchsichtiger und verschwand am Ende sogar ganz. Sie öffnete die Augen und wieder wurde kurz unterbrochen, indem der Leiter uns allen etwas erläuterte. Dann wandte er sich noch einmal der jungen Frau zu und fragte, was denn ihr Kopfweh mache. Sie spürte einen Moment hinein und fast verstört sagte sie: „Der Schmerz ist weg!"

Es geht mir mit jedem Tag immer besser und besser.

Kopfweh einmal anders

Ich erzählte später einer Freundin von diesem Erlebnis als sie starke Kopfschmerzen hatte. Natürlich probierte sie das gleich aus und fügte eine interessante Variante hinzu. Ihr Kopfweh hatte die Form einer Scheibe Brot, und um sie zum Verschwinden zu bringen, kreierte sie sich ein putziges Eichhörnchen, das genüsslich die Scheibe Brot auffrisst. Nicht einmal fünf Minuten später waren auch bei ihr die Kopfschmerzen verschwunden.

Brumm im Kopf

Ein Mann bat mich um Hilfe mit einem sehr ungewöhnlichen Problem: Er hörte ein lautes Brummen im Kopf, das ihn fast verrückt machte. Er war im Bergbau tätig, und unter Tage war es noch wichtiger, sich auf sein Gehör verlassen zu können. Ich hatte kaum Erfahrung mit solchen Phänomenen und dachte mir, ein Entspannungstraining könne ja nicht schaden. Gesagt, getan, ich suggerierte ihm sich vollkommen zu entspannen mit der Methode, bei der von Kopf bis Fuß der ganze Körper entspannt wird. Er war zunächst sehr skeptisch, lernte dann aber sehr rasch, weil es sich so gut anfühlte. Nach wenigen Wochen wurde das Geräusch im Ohr erträglicher, seine Nervosität ließ nach und er fühlte sich besser. Im Beruf kam er jetzt wieder gut zurecht, vor allem aber seine Familie bemerkte diesen Wandel: er war wieder freundlich, aufgeschlossen und ausgeglichen.

Es geht mir mit jedem Tag immer besser und besser.

Blasenentzündung

Bisher hatte meistens ich irgendwas angeleitet, jetzt war ich überrascht, dass man manchmal nur einen Tipp geben kann. So klingelte sehr spät am Abend das Telefon und eine Bekannte bat um Rat und Hilfe. Sie hatte starke Schmerzen beim Wasserlassen, ihr Arzt sei jedoch nicht zu erreichen, damals gab es noch keine organisierten Nachtdienste. Ich empfahl ihr die üblichen Hausmittel, wie viel zu trinken und eine Wärmflasche. „Das hab ich schon gemacht", meinte sie, „nur hab ich gehört, dass Sie noch was anderes machen, Vorstellungsübungen, haben Sie da nicht auch was für mich? Was würden Sie denn machen, damit das nicht so weh tut?" Ich schilderte ihr, was ich machen würde:

„Ich ließe mich schrumpfen und ginge als kleines Lichtmenschlein in meine Blase hinein. In diesem Raum - der ist bei mir wie eine hohe Kuppel - würde ich mich umschauen. Wenn die Wände verschmutzt sind, dann würde ich eine Leiter nehmen, hinaufsteigen und sie mit Wasser und Schwamm sauber abwaschen. Vielleicht würde ich sogar zu Farbe und Pinsel greifen und den gesamten Raum mit weißer Farbe frisch anstreichen." Sie hörte sich das alles sehr interessiert an und versprach am nächsten Morgen gleich ihren Hausarzt aufzusuchen und - wie ich ihr geraten hatte - den Morgenurin mitzunehmen. Zwei Tage später rief sie an, und berichtete, dass sie ihre Blase schön weiß angestrichen habe, worauf die Schmerzen gleich nachgelassen hätten. Am nächsten Morgen sei die Blase völlig in Ordnung gewesen. Ich bat sie trotzdem eine Urinkontrolle machen zu lassen, die aber auch ohne Befund war.

Es geht mir mit jedem Tag immer besser und besser.

Knochenbrüche und Schwellungen

Bei einem Kuraufenthalt hatte ich Glück, ich lernte einen Mann kennen, der mir bestätigte, dass man mit Vorstellungen die Heilung unterstützen kann. Es war unglaublich, was ihm passiert war, und was er gemacht hatte, wir haben Stunden geredet. Er war in den Bergen 150 Meter abgestürzt, hatte wie durch ein Wunder überlebt, aber unzählige Knochenbrüche davongetragen. Besonders seine Beine hätte er beim Aufprall splittern hören wie Streichhölzer, die man zerbricht. Beide Beine waren mehrfach sehr kompliziert gebrochen.

Mich schauderte bei der Vorstellung, und atemlos hörte ich weiter zu, denn jetzt erzählte er mir etwas, was für mich neu war. Er meinte, der Körper bekomme bei Schocksituationen gar nicht genau mit, was mit ihm geschehen sei. Daher habe er als erstes dem Körper gesagt, was genau mit ihm passiert ist, indem er in inneren Bildern den Unfall noch einmal in allen Einzelheiten wiederholte. Das machte mich neugierig und sollte für meine zukünftige Arbeit sehr bedeutsam werden.

Anschließend hat er dann, so wie ich auch, Visualisierungsübungen angewendet, um die Heilung seiner Knochenbrüche zu unterstützen. Ich war begeistert, denn er schilderte ganz ausführlich, wie er mit inneren Bildern seine Beine entlastet hatte. Er habe sich vorgestellt, in den dick angeschwollenen, teilweise schon eiternden Beinen Drainagerohre zu legen, so wie in einer nassen Wiese. Auf die Idee wäre ich nicht gekommen. Die Rohre verband er untereinander zu immer

---

Es geht mir mit jedem Tag immer besser und besser.

größeren Röhren, die das gesamte geschwollene Gebiet seiner Beine durchzogen und entwässerten. Am Ende dieser Rohre habe er einen großen Wasserhahn angebracht, den er regelmäßig tropfen sah. Damit konnte er seine Schwellungen überwachen. Das Gewebe habe sich schnell entwässert, die Entzündungen seien abgeklungen und Knochen und Wunden heilten wesentlich schneller ab, als die Ärzte erwartet hätten. Natürlich habe ich ihn gefragt, ob er sich getraut hat, den Ärzten davon zu erzählen, aber er war ebenso zurückhaltend gewesen wie ich. „Die glauben das ja doch nicht!," meinte er.

Ich hatte fasziniert zugehört, war unglaublich erleichtert, denn hier war jemand, der mir meine verrückten Erfahrungen bestätigte, mit denen sich mein Hals, meine Kieferhöhle und meine Knie gebessert hatten. Er wusste, wovon ich sprach, als wir unsere Erfahrungen austauschten. In gewisser Weise bestätigte er alle meine früheren Erkenntnisse:

Der Körper tut, was man ihm sagt.
Sagt man ihm, dass er heilen soll,
dann tut er das,
sagt man es ihm in Bildern, dann tut er es noch leichter.

Am besten reagiert er, wenn man so tut,
als ob er vollkommen gesund sei,
auch wenn es im Moment noch nicht so ist.

Es geht mir mit jedem Tag immer besser und besser.

Man kann ihm einmal den Ablauf eines Unfalles vor Augen führen, dann aber auch, was für Erwartungen man in Bezug auf die Heilung hat, nämlich einen vollkommen gesunden Körper. Dazu muss man sich entscheiden, und das muss man sich vorstellen können, damit es so wird.

Das hört sich verrückt an:

Man muss so tun, als ob es schon so sei, damit es so werden kann.

Man muss sich vorstellen ,gesund zu sein, damit man gesund werden kann.

Anders geht es nicht.

Muskeln

In der Kur wurde ein Muskelentspannungsprogramm angeboten, das Jacobson-Training, war ja klar, dass ich das ausprobierte. Dabei spannte man bestimmte Muskelgruppen an, hielt die Spannung einige Sekunden lang, um sie dann sehr langsam und sehr bewusst wieder zu entspannen. Ich entdeckte immer noch bestimmte Muskelpartien, die ich vorher überhaupt nie gefühlt hatte. Oft merkt man erst in diesem Wechsel von Spannung und Entspannung, dass man gar nicht richtig loslassen kann, oder man merkt sogar, dass weder das eine noch das andere in gleichem Maße zu fühlen ist wie an anderen Stellen.

Es geht mir mit jedem Tag immer besser und besser.

Das Jacobson-Training ist wunderbar geeignet, um den Körper in allen Teilen bewusst zu machen. Manche Menschen spüren sich so wenig, dass sie überhaupt nicht bemerken, dass und wo sie verspannt sind. Sie fühlen gar nicht, was sie fühlen oder nicht fühlen, sie sind mehr tot als lebendig. Da wo ich mich nicht fühlte, war ich auch irgendwie mehr tot als lebendig. „Das wird sich ändern!", beschloss ich, denn erst wenn man sich fühlt, fühlt man ja, ob man noch verspannt ist. Mit Körperbewusstsein, so hieß es, beginne die Bewusstheit seiner selbst, und das sei unglaublich heilsam.

Muskeln beim Behandeln

Jetzt will ich gleich noch Übungen anschließen, die hier gut hinpassen. Solche verhärteten, gefühllosen Muskelgruppen machen uns ja oft Probleme, sind verspannt und schmerzen. Wenn man massiert wird, dann kann man die Arbeit des Masseurs oder des Physiotherapeuten unterstützen, indem man mit der Aufmerksamkeit in dem Bereich bleibt, der gerade bearbeitet wird, man hilft sozusagen von innen mit. Dazu kann man sich vorstellen, der Muskel sei wie ein klumpiger Teig, den der Behandelnde mit Wasser wieder glatt macht. Stell dir vor und fühle, wie sich die Klumpen zwischen seinen/ihren Fingern auflösen, und der Teig geschmeidig wird. Damit unterstützt du die Massage in ihrer Wirkung.

Es geht mir mit jedem Tag immer besser und besser.

Muskeln mit Sehnen

Für Probleme mit Muskeln und Sehnen hilft folgende Vorstellung. Wir stellen sie uns wie einen Wasserschlauch vor, der innen durch eine ölige Flüssigkeit verklebt ist. Durch den Druck des Wassers lassen wir nun diese Flüssigkeit heraus spritzen, sehen die Innenwände des Schlauches vollkommen sauber und glatt, und das Wasser kann jetzt ungehindert fließen. Wenn man das mit der folgenden Übung kombiniert, hilft es den Muskeln und Sehnen, wieder besser zu funktionieren.

Sehnenscheiden

Viele Muskeln sind durch Sehnen mit Knochen verbunden. Eine Sehne gleitet in einer Sehnenscheide hin und her. Das erinnert mich an ein Seil oder Kabel mit einem Gummi- oder Plastikmantel. Bei Sehnenscheidenproblemen am Handgelenk oder im Schulter-Arm-Bereich, der so häufig schmerzt, stellen wir uns vor, dass wir das innere Seil in dem Gummimantel hin und her ziehen, bis es sich ganz leicht wieder darin bewegen läßt. Vielleicht hilft es auch sich vorzustellen, dass das Seil oder das Kabel innen eingefettet oder eingeölt wird, um besser zu gleiten. Wir sollten uns dabei auf unsere Intuition verlassen und auf unsere eigenen Erfahrungen, die wir auf die innere Vorstellungsebene übertragen können. Was wir nicht kennen, das können wir auch schlecht anwenden. Jeder Einzelne wird eher das verwenden, mit dem er vertraut ist.

Es geht mir mit jedem Tag immer besser und besser.

Der Geist ist der Meister,
die Vorstellungskraft das Werkzeug
und der Körper das formbare Material.

Paracelsus

Es geht mir mit jedem Tag immer besser und besser.

Herzprobleme

Hier noch eine von meinen damaligen Erfahrungen. Bei einem weiteren Seminar machten wir unter anderem eine Visualisierungsübung, eine Herzmeditation aus dem fernöstlichen Bereich. Wir sollten uns eine Rosenknospe in der Region unseres Herzens vorstellen, die sich langsam öffnet.

Ich sah eine vollendet schöne Knospe in meinem Herzen. Sie war gerade am aufbrechen, man konnte schon die Farbe erkennen und ganz langsam, so als hätte ich einen Zeitraffer eingebaut, öffnete sich diese Knospe mehr und mehr in einem zauberhaften rosa. Ich bewunderte voller Entzücken die porzellanartigen Blütenblätter auf denen Tautropfen glitzerten. Weiter öffnete sich die Rose, und ich meinte ihren Duft riechen zu können, so vollendet war sie in ihrer Schönheit.

Für die nächsten drei Tage hatte ich dick geschwollene Füße, und spürte mein Herz, was sonst nicht der Fall war. Heute weiß ich, dass sich mein Herz ein klein wenig geöffnet hatte, dass ich mehr Leben in mein Herz hineingebracht hatte, dass es dadurch besser durchblutet war. Damals habe nicht gewusst, was da passiert ist, habe Angst bekommen, und das nicht weiter verfolgt. So schloss es sich wieder.

Herzenswohnung

In einer viel später liegenden Übung aus einem Buch hab ich mir dann in meinem Herzen eine helle, freundliche Wohnung mit vier Zimmern eingerichtet. Spaßig war, dass in meinem Schlafzimmer ein riesiges rotes, herzförmiges Bett

Es geht mir mit jedem Tag immer besser und besser.

erschien, total kitschig. Das würde ich mir nie anschaffen. Zum Entspannen und zum Schlafen war es dann aber geradezu ideal, denn wie man sich auch legte, überall war genügend Platz. Eine ganze Weile ging ich regelmäßig in meine Herzenswohnung, putzte Staub, brachte sie in Ordnung und ruhte mich aus. Sie war so hell und freundlich, dass ich immer sehr guter Stimmung wieder in die Wirklichkeit zurückkam. Irgendwann ließ ich es dann, meist kam wieder was anderes, was ebenso interessant war. Das zog sich übrigens durch mein ganzes Leben: immer wieder ließ ich mich durch andere, faszinierende Dinge ablenken. Das war ja alles so unglaublich spannend.

Kreislauf

In einer Gruppe erlebte ich folgendes: Um das Kreislauf-System bewusst zu machen, suggerierte ich den Teilnehmerinnen, sich vorzustellen wie vom Herzen aus das Blut über die Hauptschlagader in die Arterien der Beine und Füße fließt bis in die feinsten Blutäderchen, dort den Sauerstoff abgibt und dafür Kohlendioxyd aufnimmt. Dann machte ich deutlich, dass dieses venöses Blut den Weg zurück nimmt, durch immer dickere Venen bis hinauf zum Herzen. Eine Teilnehmerin berichtete, ihr Fuß sei in dem Moment wo sie mit ihrer Vorstellung unten im Fuß war, plötzlich warm geworden. Das machte ihr und der Gruppe überaus deutlich, wie Gedanken und innere Bilder auf den Körper einwirken, und sie ist seither fest davon überzeugt, dass man dem Körper sagen kann, was er tun soll.

Es geht mir mit jedem Tag immer besser und besser.

Kürzlich wurde in Chicago ein Roboter-Arm entwickelt, den eine junge Frau über ihr Denken steuert. Die Nerven des zerschmetterten Armes waren nach einem schweren Motorradunfall noch intakt, wurden oben an die Brust verpflanzt, und mit dem künstlichen Arm verbunden. Jetzt steuert sie über ihr Denken diesen Roboter-Arm. Der Arm tut, was sie denkt. Das macht deutlich, dass wir schon immer mit unserem Denken unseren gesamten Körper bewegen.

Schlaganfall mit Halbseitenlähmung

Eines Tages kam ein Anruf aus München, der mich schockierte. Am Apparat war ein Bekannter einer Freundin und er bat mich dringend zu kommen. Er berichtete, sie läge schon seit vier Wochen in einer Klinik mit einer Halbseitenlähmung. Natürlich fuhr ich hin, und rätselte unterwegs herum, was passiert war, wieso er mich jetzt erst anrief, und überhaupt, sie war doch jünger als ich, hatte viel gesünder gelebt. Von einem etwas erhöhten Blutdruck hatte sie mal erzählt, aber sonst? Kein Anzeichen hatte darauf hingewiesen, dass so was passieren könnte. Ich bezog ihre Wohnung und fuhr in die Klinik. Von den Schwestern hörte ich, dass sie schon dabei waren zu resignieren, denn innerhalb der vier Wochen war es ihnen nicht einmal gelungen, sie ohne stummen Protest aus dem Bett zu holen. Sie verweigerte sich allem total und reagierte auf diesen Schicksalsschlag wie ein störrisches Kind. So wollte sie nicht weiterleben.

Ich suchte sie täglich auf und anfangs kostete sie mich Nerven. Ich gab mir die größte Mühe, sie aufzumuntern und sie dazu zu bringen, sich wieder dem Leben zu stellen. Tage später erst konnte ich sie überreden, sich ankleiden zu lassen,

Es geht mir mit jedem Tag immer besser und besser.

und mit mir im Rollstuhl in den Park zu fahren. Doch siehe da, sie genoss zunehmend diese Ausfahrten, kam aus den depressiven Gedanken heraus, lachte wieder, nahm wieder teil, und bekam neuen Mut. Nach einiger Zeit konnte ich mit Imaginations-Übungen anfangen, das machte ihr Spaß, holte sie raus aus dem sehr langweiligen Klinikbetrieb. Ich begann damit, das, was wir draußen während der Fahrten mit dem Rollstuhl erlebt hatten, in Erinnerung zu rufen, wenn das Wetter zu schlecht war, um auszufahren. Wir trainierten dadurch ihre Vorstellungskraft. Als sich das genug gefestigt hatte und ihr geläufig war, ging ich einen Schritt weiter und begann mit Imaginationen, die nicht mehr der Realität entsprachen.

Genug der Vorrede, jetzt will ich einen denkwürdigen Tag schildern, der es in sich hatte. Draußen regnete es wieder mal in Strömen und wir vertrieben uns die Zeit mit inneren Übungen. Ich erinnerte mich an das, was der Mann mit den Drainagerohren mir erzählt hatte, von Schocksituationen für den Körper. Hier hatte der Körper auch eine Schocksituation erlebt, ich wußte nur nicht, wie ich damit umgehen sollte. Ich wußte nicht wo sie war, als der Schlaganfall sie ereilte, auch war sie nicht in der Lage dem Körper noch einmal deutlich zu machen, was mit ihm passiert ist. Offenbar hatte der Körper vergessen, dass er eine zweite Hälfte hat. Folglich fing ich an, ihm das wieder ins Bewusstsein zu bringen und begann mit dem Bein. Ich suggerierte ihr, sie könne sich vorstellen vom Gehirn ausgehend einen dünnen, grünen Zuleitungsdraht zu verlegen. Wir arbeiteten in Details sehr sorgfältig, gingen mit kleinsten Schritten durch alle Körperteile: „Leg den Draht durch den Hals hinunter entlang der

---

Es geht mir mit jedem Tag immer besser und besser.

Wirbelsäule. Jetzt sind wir in Brusthöhe, leg ihn weiter bis zur Taille und hinunter durch den Unterbauch. Geh nun hinein in dein gelähmtes Bein und leg den Draht am Knochen entlang zur Kniekehle, weiter durch den Unterschenkel zum Fuß. Geh an der Innenseite des Knöchels entlang bis zum Vorfuß und jetzt hinein in den großen Zeh. Jetzt stell dir vor, du hättest ein Taschenlampenbirnchen, bringe es dort an und verbinde es mit dem Draht. Jetzt nimm einen roten Draht, verbinde auch ihn am Birnchen und führe ihn den ganzen Weg zurück - und wieder nannte ich alle Körperteile - bis hinauf ins Gehirn. „Sollen wir auch noch einen Schalter einbauen?", fragte ich. Sie nickte und als sie fertig war, fragte sie: "Jetzt Birnchen an?" Sie strahlte mich an und sagte: "Brennt!" Sie war ganz euphorisch, das hatte ihr sehr viel Spaß gemacht, und immer wieder machten wir - um es spannend zu halten mit leichten Veränderungen - in den folgenden Tagen diese Vorstellungsübung, meistens wenn schlechtes Wetter war.

Nach vierzehn Tagen etwa massierte ich, wie so oft schon, ihren gelähmten Fuß. Plötzlich schrie sie auf vor Schmerzen: „Aua, das tut weh," schimpfte sie und ich fühlte mich schuldig, doch im nächsten Moment kam blitzartig die Erkenntnis, und ich weinte vor Freude. „Du kannst fühlen?", fragte ich, „Gott sei Dank!" Das war nach sechs Wochen das erste Zeichen, dass ihre Lähmung zurückging, dass sie ihr Bein wieder fühlen und bewegen konnte.

Sie machte schnell Fortschritte und bei meinem nächsten Besuch drei Wochen später kam sie mir auf Krücken entgegen gelaufen. Sie war anschließend über ein Jahr lang in einer Rehabilitationseinrichtung, doch die vielen Anwen-

Es geht mir mit jedem Tag immer besser und besser.

dungen und Mühen führten nicht dazu, dass auch ihr Arm wieder beweglich wurde. Er ist bis heute gelähmt.

Gedanken sind geflügelte, feurige Rosse.
Ungezügelt stürmen sie mit dir davon,
wohin du nicht willst.

Weißt du sie aber zu lenken,
so wirst du deines Schicksals Meister.

Bo Yin Ra*

* Joseph Anton Schneiderfranken, deutscher Philosoph

Es geht mir mit jedem Tag immer besser und besser.

Es sprach sich herum, dass es Möglichkeiten gibt sich selbst zu helfen, wenn man in Not ist.

Vereiterter Finger

So kam eine Nachbarin am späten Abend und bat um Hilfe. Sie zeigte mir ihren hochroten, vereiterten Finger, in dem sehr tiefsitzend ein Brombeerstachel saß. Der Finger war dick geschwollen und sie weigerte sich, mitten in der Nacht mit mir ins Krankenhaus zu fahren. Ein Seifenbad hatte sie den ganzen Abend über gemacht. Ich erzählte ihr von den inneren Vorstellungsbildern und welche Wirkung sie auf den Körper haben, und um ihren Glauben an solche Methoden zu stärken, auch von dem Mann mit den Drainagerohren. Sie war bereit, so etwas auszuprobieren, denn sie meinte, aufschneiden könne man den Finger morgens immer noch.

Ich schlug ihr vor, sich in inneren Bildern einen Hochdruckreiniger zu erschaffen, die Düse unter den Stachel zu halten, und ihn mit vollem Strahl nach oben hinaus zu drücken. Befriedigt ging sie nach Hause, und erzählte mir am nächsten Morgen freudestrahlend, dass sie sich das wunderbar habe vorstellen können. Sie habe den Stachel mit dem Hochdruckreiniger nach oben befördert. Abschließend habe sie den Finger daran erinnert, dass er so gesund sei, wie der der anderen Hand. Am Morgen sei der Stachel tatsächlich so weit oben gesessen sei, dass sie ihn mühelos mit einer Pinzette entfernen konnte. Auch die Schwellung sei zurückgegangen, und der Finger schon fast wieder ganz heil, wovon ich mich überzeugen konnte.

Es geht mir mit jedem Tag immer besser und besser.

Rheuma

Eine alte Dame war wegen schweren Rheumas für fünf Wochen im Krankenhaus gelegen. Als sie entlassen wurde, war sie nicht mehr in der Lage, für sich selbst zu sorgen. Die Bewegungseinschränkungen waren ganz erheblich, vor allem die Arme schmerzten sie sehr, und waren in Schulter- und Ellbogengelenk blockiert. Sie meinte, dass sie gleich in ein Altersheim einziehen müsse.

Ich hatte inzwischen Akupressur erlernt, und darin was ganz ähnliches gefunden, was ich ohnehin schon machte. Ich drückte besonders schmerzende Bereiche an Muskeln und Schen, bei der Akupressur drückt man bestimmte Punkte und es hieß, es handele sich um blockierte Energien, die wieder zum Fließen gebracht werden. Dadurch würden die Selbstheilungskräfte wieder freigesetzt.

Die alte Dame konnte es selbst nicht, also drückte ich Akupressur-Punkte und Schmerzpunkte an Schulter- und Ellbogengelenken, und unterstützte das mit einer inneren Übung. Ich bat sie sich vorzustellen, dass der Schmerz wie Wasser zu den Fingern hinauslaufe. Sie war neugierig und folgte etwas ungläubig diesen Anregungen. Sie wollte unbedingt wieder gesund werden, und ertrug tapfer manchmal schier unerträgliche Schmerzen. „Alles, nur ja nicht schon ins Altenheim!," sagte sie öfters. Zwei bis dreimal am Tag machten wir daher sehr konzentriert und intensiv diese Vorstellungsübungen, und die für sie sehr schmerzhafte Prozedur. Immer mehr Punkte fand ich, aus denen wir den Schmerz befreiten, ihn einfach wegfließen ließen. Das war für die Pa-

---

Es geht mir mit jedem Tag immer besser und besser.

tientin sehr anstrengend, daher führte ich sie jeweils anschließend in eine sehr tiefe, den Körper wieder beruhigende Entspannung. Sie glaubte mir zu Anfang nicht, dass das helfen könnte, und es war etwas mühsam sie bei der Stange zu halten. Erst als nach Wochen die Beweglichkeit zunahm, war sie überzeugt. Immer öfter stellte sie sich hin - inzwischen auch ganz von selbst - und ließ die Schmerzen aus ihren Fingern herausfließen. Die Arme wurden immer beweglicher, sie half mir mit der Zeit in der Küche, kochte nach und nach wieder selbst, und machte den Abwasch. Nach einigen Wochen war sie soweit, dass sie sogar wieder Wäsche aufhängen konnte. Seither war sie schmerzfrei, brauchte keine Medikamente und lebte noch 15 Jahre in ihrer eigenen Wohnung.

Chronische Schmerzen

Im Buch von Jon Kabat-Zinn aus Amerika fand ich ähnliche Geschichten, wie mein Glühbirnchen im großen Zeh. Er und sein Team helfen auch Licht anzumachen, nur im ganzen Körper. Sie trainieren in sechswöchigen Kursen Patienten mit chronischen Schmerzen darin, in ihrem Körper Licht zu machen. Sie gehen von den Zehen über die Beine detailliert durch den ganzen Körper, und suggerieren den Patienten, dass es in ihnen ganz hell werde. Ich probiere grundsätzlich alles selbst aus, was ich in Büchern oder Artikeln finde, so auch jetzt. Ich legte mich hin, entspannte mich tief, in dem ich jedes einzelne Körperteil bewusst lockerte, und stellte mir vor, dass der Zeh hell werde. Er tat es aber nicht, er blieb dunkel. „Na sowas, das funktioniert bei mir nicht", raunzte ich, ließ aber nicht locker. Ich versuchte mich zu erinnern,

---

Es geht mir mit jedem Tag immer besser und besser.

wo ich schon hell erleuchtete Räume gesehen hatte, die in mir ein Wohlgefühl ausgelöst hatten.

Plötzlich hatte ich einen barocken Spiegelsaal vor mir. Im Dämmerlicht sah ich die goldenen Umrahmungen, sah mit Seide bespannte Wände, die verzierten Stuckdecken, und die Kandelaber zwischen unzähligen Spiegeln. Sie alle waren mit Kerzen bestückt, die auf mich warteten. Ich stellte mir vor, mein großer Zeh sei ein solcher Spiegelsaal. Ich machte mich klein, betrat meinen Großzeh von innen, nahm Zündhölzer und zündete an den Wänden entlang gehend eine Kerze nach der anderen an. Das war wie ein meditativer Akt. Der Raum wurde zusehends heller, und als ich wieder an der Tür angelangt war und mich umblickte, erstrahlte mein Großzeh in hellstem Licht von unzähligen Kerzen, die sich in den vielen Spiegeln tausendfach widerspiegelten. Je öfter ich diese innere Übung wiederholte, um so schneller gelang es mir, in meinem Großzeh Licht zu machen, was sich im Laufe der Zeit auch auf andere Körperteile übertragen ließ.

Wem die Kerzen nicht hell genug sind, der kann auch Glühbirnen anschalten. Was immer uns einfällt, ist ok. Die Methode ist offenbar sehr gut geeignet, um Schmerzen zu reduzieren, denn Kabat-Zinn hat große Erfolge speziell bei chronischen Schmerzpatienten. In vielen Fällen konnten die Medikamentengaben ganz erheblich reduziert werden. Die Patienten berichten vor allem auch von einem ganz neuen Lebensgefühl, da sie nun wissen, dass sie dem Schmerz nicht mehr ausgeliefert sind, sondern selbst aktiv werden können.

Es geht mir mit jedem Tag immer besser und besser.

Zahnschmerzen

Das bewies mir auch die Nachbarin mit dem vereiterten Finger. Sie kam früh am Morgen und hatte schier unerträgliche Zahnschmerzen. Sie hatte schon schwerste Schmerzmittel genommen, die aber nicht mehr halfen, und einen Zahnarzttermin hatte sie erst am späten Nachmittag. Sie bat mich ganz verzweifelt um Hilfe. Ich hätte doch immer so gute Ideen, mit denen sie sich selbst helfen könne, ob ich nicht etwas wüßte.

Ich erinnerte sie an den Hochdruckreiniger, und schlug ihr vor, auch den Zahn sauber zu spritzen. Zusätzlich zeigte ich ihr die Akupressurpunkte rund um Mund und Kiefer und riet ihr, sie immer wieder für mehrere Sekunden zu drücken und sich vorzustellen, dass der Schmerz dort heraus fließe.

Stunden später kam sie freudestrahlend und berichtete mir, was sie gemacht hatte. Sie stellte sich vor, ihren Zahn herausnehmen zu können, selbst ganz winzig zu sein, so dass sie um ihren Zahn herumgehen konnte. Von allen Seiten spritzte sie ihn jetzt wie ein Gebäude mit ihrem Hochdruckreiniger sorgfältig sauber, wobei sie sich ganz intensiv um die Zahnwurzel kümmerte, die wie riesige Ständer oder Säulen anmuteten. Dann setzte sie den Zahn wieder ein, und sah ihn zum Schluss ganz heil, das Zahnfleisch rosa und gut durchblutet in ihrem Mund.

Das machte sie in Abständen von jeweils ein bis zwei Stunden und jedesmal hätte der Schmerz mehr nachgelassen. Inzwischen sei er so erträglich, dass es ihr fast peinlich sei dem Zahnarzt gegenüber, weil sie morgens so viel Druck ge-

Es geht mir mit jedem Tag immer besser und besser.

macht hatte wegen eines Termins. Ich beglückwünschte sie zu ihrer Disziplin und hatte wieder dazugelernt.

Magenschmerzen

Ich hatte auch hin und wieder Magenschmerzen. Der rostige Kanister sagte mir jedoch nicht zu. Für mich ist ein Magen eher ein Sack, in den ich etwas hinein fülle. Daher stelle ich mir bei Magenschmerzen vor, ich könne in meinen Magen hinein langen. Ich ziehe mir dazu Samthandschuhe an und streiche damit den Magen von innen aus. Samt als Stoff löst bei mir, ebenso wie feinstes Leder, ein sehr intensives Wohlgefühl aus. Dieses Gefühl überträgt sich auf den Magen, er entspannt sich, und die Schmerzen verschwinden nach kurzer Zeit.

Magen und Unverträglichkeit

Einmal wurde ich zu einem Klienten gerufen, der unbedingt starke Medikamente einnehmen musste, sie aber schlecht vertrug. „Na, mit Samthandschuhen kann ich dem nicht kommen," dachte ich, „der lacht mich aus." Daher schlug ich ihm vor, er soll seinen Magen wie seinen Rucksack auswaschen, was offen ließ, mit was er putzt. Ich malte ihm zur Erinnerung einen kleinen Rucksack auf, was ihm half, sich täglich an diese Übung zu erinnern. Seine Frau berichtete, dass er mit großer Freude täglich sogar mehrmals seinen Rucksack geputzt habe, und inzwischen vertrage er die Tabletten fast problemlos.

Es geht mir mit jedem Tag immer besser und besser.

Magen oder andere Organe stärken

Inzwischen habe ich festgestellt, dass ich einfach in meinen Magen hineinrutschen kann. Ich bin der Magen ganz ohne etwas zu tun, ich fühle mich als Magen nur einfach wohl. Nach ganz kurzer Zeit hören meine Schmerzen auf. Das kann man mit allen anderen Organe auch machen. Und es hilft ihnen, sich zu regenerieren und besser zu funktionieren.

Die Gedanken sind Bausteine unseres Lebens.

Statt an eine unabänderliche Vorausbestimmung

unseres Schicksals zu glauben,

sollten wir daran denken, dass wir das ernten,

was wir gesät haben.

Erich Rauch

Es geht mir mit jedem Tag immer besser und besser.

Simonton

Dass noch weitaus größere Erfolge mit diesen inneren Übungen zu erreichen sind, lernte ich über ein Buch, habe aber in solch schweren Fällen weder selbst, noch in meinem Umfeld Erfahrungen damit gemacht. Carl Simonton hatte mit seiner Frau und Kollegen in Amerika eine Krebsklinik eröffnet, die mit Visualisierungen arbeitet. Er berichtet in seinem Buch, das Mitte der 90er Jahre auf den Markt kam, über seine Erfahrungen und über die Techniken, die er anwendete. Ich übernehme aus dem Buch:

Kehlkopfkrebs
Gleich auf den ersten Seiten schildert er den Fall eines Mannes mit Kehlkopfkrebs. Er setzte dem Patienten auseinander, dass er selbst den Verlauf seiner Krankheit beeinflussen könne. Dann umriss er ihm das Behandlungsprogramm mit den Entspannungs- und Visualisierungsübungen,

---

Es geht mir mit jedem Tag immer besser und besser.

die er mit seinen Kollegen auf der Grundlage der zusammengetragenen Forschungsergebnisse entwickelt hatte. Hier ein Ausschnitt aus diesem Buch, die ganz ähnlich sind, wie ich sie aus meinen Erfahrungen oben schon berichtet habe. Ich gliedere sie hier noch einmal, was im Buch von Simonton nicht erfolgte:

- Der Mann sollte sich täglich dreimal fünf bis fünfzehn Minuten Zeit dafür nehmen: morgens beim Aufstehen, nach dem Mittagessen und abends vor dem Zubettgehen.

- In dieser Zeit sollte er sich zunächst sammeln - sich ruhig hinsetzen, sich auf seine Muskeln, angefangen beim Kopf bis hinunter zu den Füßen, konzentrieren und jeder einzelnen Muskelpartie die Anweisung geben, sich zu lockern.

- Dann sollte er sich in diesem entspannten Zustand vorstellen, dass er sich an einem angenehmen, stillen Ort aufhalte: unter einem Baum, an einem Bach, auf einer Wiese - wie es seiner Fantasie gefiel und solange es ihm angenehm war.

- Danach sollte er sich intensiv - in welcher Gestalt auch immer - seinen Krebs vorstellen.

- Als nächstes bat Carl Simonton ihn, sich seine Behandlung, die Strahlentherapie, bildlich so vorzustellen, als würden alle Zellen, - die normalen und die Krebszellen - von Millionen winziger Energiekügelchen bombardiert.

_____

Es geht mir mit jedem Tag immer besser und besser.

- Er legte ihm die Vorstellung nahe, dass die Krebszellen gegen die Angriffe nichts auszurichten vermögen, da sie schwächer und ungeordneter seien als die normalen Zellen, und dass deshalb diese gesund bleiben, während jene sterben müssten.

- Schließlich forderte Carl Simonton den Patienten auf, sich auch den letzten und entscheidenden Schritt bildlich vorzustellen: wie weiße Blutkörperchen herbeieilen, sich auf die Krebszellen stürzen und die toten oder sterbenden mit sich nehmen, die dann über die Leber und Nieren aus dem Körper ausgeschwemmt werden.

- Der Erkrankte sollte mit seinem geistigen Auge sehen, wie der Krebs immer mehr schrumpft, wie sich sein Zustand wieder normalisiert. (Wieder gesund werden, S. 15)

Diese Abfolge kann für alle anderen Erkrankungen in ähnlicher Weise genutzt werden. Dieser Patient, von dem hier gesprochen wird, arbeitete ausgezeichnet mit. Die Strahlentherapie schlug außergewöhnlich gut an, die Schleimhaut zeigte kaum negative Reaktionen auf die Bestrahlung. Zwei Monate später wies er keine Krebssymptome mehr auf.

Diese Schilderung war für mich immer noch unglaublich. Mehr vertraut war der Bericht, dass der Patient auch bei seiner Arthritis Visualisierung angewandt hat. Er benutzte sogar noch viel einfachere Vorstellungen und auch seine Knie wurden besser.

Es geht mir mit jedem Tag immer besser und besser.

Arthritis

Er stellte sich bildlich vor, wie die weißen Blutkörperchen über die Gelenke seiner Arme und Beine glitten, und alle Ablagerungen mit sich forttrugen, bis die Gelenkoberflächen wieder glatt und glänzend waren.

Nach und nach verschwanden seine Arthritis-Symptome, und obwohl sie von Zeit zu Zeit wiederkehrten, war er doch imstande, sie so weit in Schranken zu halten, dass er regelmäßig seiner Leidenschaft, dem Fischen in fließenden Gewässern, nachgehen konnte, was auch ohne Arthritis kein leichter Sport ist.

Potenz- Probleme

Darüber hinaus beschloss er, mit der Entspannungs- und Visualisierungsmethode auf seine sexuellen Probleme Einfluss zu nehmen - er war seit über zwanzig Jahren impotent. Nachdem er diese Methode wenige Wochen praktiziert hatte, war er wieder in der Lage, sexuellen Verkehr aufzunehmen. In den folgenden sechs Jahren tauchten bei ihm keine Symptome auf, die eine Wiederkehr der genannten Erkrankungen anzeigten (Wieder gesund werden, S. 16-17).

Mich freute damals sehr, dass ein Arzt meine Erfahrungen bestätigte.

Es geht mir mit jedem Tag immer besser und besser.

Viren und Bakterien entfernen

Simontons Beschreibungen erinnerten mich an ein Spiel, das ich vor Jahren in Amerika mit Kindern gespielt hatte, den Pacman. Das war eine kleine Kugel, die sich in der Mitte mit einem Mund öffnet und auf Labyrinth artigen Straßen auf kleine Monster trifft und sie verspeist.

Pacman sieht mit seiner runden Form den weißen Blutkörperchen oder den Fresszellen ähnlich, die alle schädigenden Eindringlinge auffressen. Bei Husten, Schnupfen und Erkrankungen, bei denen Viren und Bakterien beteiligt sind, können wir in den Körper hineingehen, und viele kleine Pacman die Blutbahnen entlang laufen lassen, die dort, oder auch in den Zellen, alles auffressen, und damit die gleiche Aufgabe haben. Wir stärken damit das eigene Immunsystem, und helfen uns selbst, schneller gesund zu werden.

Manche Patienten der Simonton-Krebsklinik kreierten sich Reiter oder Hunde in der Blutbahn, die zum Beispiel Zellen bekämpfen oder auffressen, was mich in der spielerischen Art an eine Kindergeschichte erinnerte, die ich hier beisteuern möchte. Sie verbessert ganz allgemein unseren Gesundheitszustand.

Durchblutung und Reinigung

Sie überträgt, märchenhaft umgesetzt, reale Außensituationen auf die Körperprozesse: Ein kleiner Zwerg mit einer roten Mütze steht unter einer Öffnung, (Lunge) aus der Brennstoff (Sauerstoff) in seinen Schubkarren fällt, der wie Eierkohlen aussieht. Voll beladen fährt er eilig die Körper-

---

Es geht mir mit jedem Tag immer besser und besser.

straßen (Blutbahnen) entlang hin zu den Zellenhäusern. Ein Zellen-Zwerg winkt ihm ganz aufgeregt aus dem Fenster zu: „Hierher, hierher, ich brauche dringend was zum Heizen." Der Zwerg hält und schüttet ihm seine Ladung Eierkohlen vor die Tür. "Hier, das reicht für eine Weile. Wie geht's denn so?", fragt er. „Ach", berichtet der andere, „ich hatte viel zu tun, nicht nur heizen. Bei mir war ein Stück Wand eingebrochen. Doch schau her, ich habe alles wieder neu gemauert, verputzt und gestrichen. Es sieht aus wie neu. Den Abfall kannst du gleich mitnehmen!" Er schaufelt ihm ausgebrannte Schlacken, sowie die aus der Wand heraus gebrochenen Abfälle in die Schubkarre. Als der Zwerg abfahren will, hört er von innen rufen: "Halt, ich habe etwas vergessen. Hier, Achtung, das ist sehr giftig. Vorsicht, das ist Sondermüll!" Er reicht eine Flasche heraus, die der Zwerg sehr sorgfältig in seiner Schubkarre abstellt. „Bis demnächst wieder," ruft er, „ich werde das gleich entsorgen."

Die Körperstraßen sind Einbahnstraßen und viele andere Zwerge laufen mit ihren Schubkarren eilig die Straßen entlang. Unser Zwerg mit der roten Mütze balanciert sehr umsichtig seine hochgiftige Ladung bis zur Entgiftungsfabrik (Leber). Er sieht Zwerge geschäftig zwischen den hochglänzenden Kesseln, den Defraktionstürmen und den Unmengen von blinkenden Rohren hin und her laufen. Einem von ihnen gibt er die Flasche ab und wischt sich erleichtert den Schweiß von der Stirn. „Ein Glück, dass es euch gibt," ruft er aus, winkt den Zwergen zu, und fährt weiter. Die nächste Müllhalde (Niere) nimmt die wasserlöslichen Abfälle an. Man hört Wasser rauschen und sieht wieder andere Zwerge dort geschäftig arbeiten. Sie schütten Säcke in große Bottiche.

Es geht mir mit jedem Tag immer besser und besser.

Einer schaufelt die vorbei gefallenen Reste hinein, ein anderer steuert die Stärke des Wasserstrahls. Alles wird in diesen großen Bottichen gelöst und abgeleitet. Der Zwerg mit der roten Mütze gibt seine löslichen Abfälle ab, schaut noch eine Weile zu, verabschiedet sich, wünscht einen guten Tag, und macht sich mit dem Rest seines Abfalls auf den Weg zum Eingang, wo er das Brennmaterial eingeladen hatte. Er gibt die Asche und die letzten Stückchen der Eierkohle, die ausgebrannt jetzt grau und löcherig aussieht, dem dort arbeitenden Zwerg. Der wirft diese Reste in den Sog eines Schlotes (Bronchien), der alle diese Aschenteile mitnimmt, und sie nach oben und außen leitet. Der kleine Zwerg schaut derweil befriedigt auf die vielen Zellenhäuser, in denen ein Lichtschein leuchtet und belädt von neuem seinen Schubkarren.

Was mir wichtig ist bei dieser kleinen Geschichte ist folgendes: Wenn wir auf diese oder ähnliche Weise durch unseren Körper wandern, bleiben wir mit heilenden, aufbauenden Gedanken im Körper, geben ihm unsere ganze Aufmerksamkeit. Wir sind dabei entspannt, Lunge, Blutkreislauf, Zellen und die Organe Leber und Niere erhöhen die Aufnahme an Sauerstoff und verbessern die Durchblutung, was den Zellen hilft sich zu erneuern. Ich darf erinnern, dass der Körper tut, was man ihm sagt. Diese Übung hilft besonders, die Schadstoffe abzubauen und auszuleiten, wozu allerdings auch körperliche Bewegung nötig ist. Warum wurde mir bei folgendem Bericht erst so richtig klar.

Es geht mir mit jedem Tag immer besser und besser.

Generatoren von Energie

Generatoren von Energie erzeugen Energie nur, wenn genug Sauerstoff vorhanden ist!

Ein amerikanischer Chemiker sah im Fernsehen einen Film über einen Mann, der mit Gedankenkraft über am Kopf angebrachte Elektroden eine Modelleisenbahn starten, beschleunigen und anhalten konnte. Er schloss daraus, dass das nur möglich sein kann, wenn der Mann mit seinen Gedanken irgendeine Energie erzeugt. Er meinte, dass irgendwo innerhalb des Körpers sich Generatoren befinden müssten, die diese Energie herstellen. Er sattelte um und wurde Naturheilarzt. Dr. West, so heißt dieser Chemiker, fand heraus, dass die Energie für die zellulären Prozesse dadurch gewonnen wird, dass ATP (Adenosintriphosphat) zu ADP(Adenosindiphosphat) reduziert wird.

Es geht mir mit jedem Tag immer besser und besser.

Ich suchte nach weiteren Informationen darüber und fand bei der Aufspaltung von Kohlenhydraten einen Vergleich, der sehr einleuchtend ist:

Wird ein Molekül Glukose, ein Kohlenhydrat,
ohne Sauerstoff verbrannt, dann werden nur   **2 ATP**
gewonnen,
mit ausreichender Sauerstoffversorgung werden   **34 ATP**
gewonnen.

Das Tri-(drei)-phosphat wird in der Zelle zu Di-(zwei)-phosphat umgebaut, wobei es Energie abgibt. Diese Energie kann die Zelle benutzen, um sich zu erneuern. Der Unterschied sind 32 Energieeinheiten, eine beachtliche Menge. Obwohl man diesen Vergleich nicht direkt übertragen kann, macht es doch deutlich, warum wir uns viel an der frischen Luft bewegen sollen. Wir haben einfach mehr Kraft.

Entfernen von Eiweiß aus dem Gewebe ist lebensnotwendig

Noch etwas Wichtiges ist Dr. West aufgefallen: Ihm fiel ein Buch von Dr. Arthur Guyton in die Hand, der schreibt: „Wir werden sehen, dass das Entfernen von Eiweiß aus dem Gewebe durch unser lymphatisches System eine absolut lebensnotwendige Funktion ist, ohne die wir innerhalb von 24 Stunden sterben würden." Dr. West wendete sich daher speziell dem Lymphsystem zu, welches dafür sorgt, dass die Gifte aus dem Körper ausgeleitet werden. Er sagt, dass das nur gewährleistet ist, wenn wir uns genügend bewegen. Das gesamte lymphatische System wird nur durch die Bewegung

------

Es geht mir mit jedem Tag immer besser und besser.

der Muskeln in Gang gehalten. Die Muskelanspannung presst die Lymphe nach oben, zum Beispiel aus den Beinen zurück in den Körper, und die Schlacken können ausgeschieden werden.

Ich nahm mir vor noch öfter spazieren zu gehen, wenigstens 20 Minuten am Tag, für mehr Energie und ausreichenden Schlackenabbau.

Heiterkeit, körperliche Bewegung

und Mäßigkeit sind die besten Ärzte.

M. Grimm

Es geht mir mit jedem Tag immer besser und besser.

Weitere Beispiele von Heilung

Venen

Wie wir gesehen haben, transportieren die Venen das Blut nur dann ausreichend zum Herzen, wenn die sie umgebenden Muskeln bewegt werden, und einen Druck auf die Venen ausüben. Wie immer wir das machen ist egal. Ich kann mir zum Beispiel vorstellen, dass immer mal ein Moment Zeit ist, um mit dem Vorfuß auf und ab zu wippen, selbst hinter dem Ladentisch oder in einer Pause, dann werden die Beine nicht so schwer. Auch am Abend, wenn wir die Beine hochlegen, sollten zusätzlich die Füße bewegt werden, damit die Venen das Blut zum Herzen zurück pumpen können. Das Hochlegen allein hilft nur bedingt.

Es geht mir mit jedem Tag immer besser und besser.

Venenklappe

Sicherlich kann man auch eine einzelne Venenklappe, die vielleicht schon Probleme macht, mit einer aufbauenden Imagination stärken, vielleicht, indem man eine Klappe vor sich sieht wie den Deckel eines Wasserkochers, der mit Knopfdruck auf und zu geht. Der Körper versteht eine solche Visualisierung und hilft sich selbst, vor allem, wenn man diese Klappe in sich selbst fühlt, wie sie einwandfrei funktioniert.

Gehirnprobleme und Lernstörungen

Wieder in Amerika fand ich eine Übung, die für Lernstörungen bei Kindern und Jugendlichen beschrieben war. Sie hilft aber auch gegen Vergeßlichkeit, Altersdemenz und sonstigen Gehirnproblemen.

Der Therapeut schlug vor das Gehirn zu waschen. Man solle sich in inneren Bildern eine Waschschüssel kreieren und klares Quellwasser hineingeben. Dann stelle man sich vor, dass man sein eigenes Gehirn herausnehmen könne. Sanft und liebevoll lege man es in diese Schüssel, lasse es einweichen, und drücke es dann vorsichtig aus. Anschließend spüle man es sehr sorgfältig, bis das Wasser klar bleibe. Man behandle es in allem so, wie ein sehr empfindliches, feines Wäschestück. Zum Schluss baue man das Gehirn wieder ein, und stelle sich vor, dass es einwandfrei funktioniert.

Es geht mir mit jedem Tag immer besser und besser.

Nierenprobleme

Die Übung brachte mich auf die Idee auch Organe zu waschen, und ich probierte das mit meinen Nieren. Sie genießen es! Man lege sie ab und zu in eine Schale mit klarem Wasser oder Wasser einer anderen Farbe, was immer sich gut anfühlt. Mehrfach sollte das Wasser gewechselt werden. Man sieht förmlich, wie alle Unreinheiten als gelbbraune Brühe aus den Nieren herausquillt. Hilfreich ist auch ganz sanft über die Oberfläche der Nieren zu streichen. Das Wasser sollte mehrfach gewechselt werden. Wenn die Nieren sauber sind, heben wir sie vorsichtig heraus, und bauen sie wieder in den Körper ein. Zum Abschluss sollten wir diese frisch gereinigten Nieren heil, gut durchblutet und völlig entspannt in uns fühlen, und dankbar sein, dass sie so unermüdlich für uns tätig sind.

Zwei Dinge trüben sich beim Kranken,
der Urin und die Gedanken.

nach Eugen Roth

Es geht mir mit jedem Tag immer besser und besser.

Niere sein

So wie man Knie oder Hals oder Zahn sein kann, kann man sich auch vorstellen die Niere zu sein. Vielleicht gelingt es dir gleich oder auch erst mit einiger Übung dich als Niere im Meer zu fühlen, so wie eine Qualle. Man kann die Schwerelosigkeit im Wasser genießen und das sanfte Gleiten durch türkisblaues Wasser. Du kannst aber auch dich mit sauberem Wasser vollsaugen, und wie die Qualle ruckartig Wasser ausstoßen, und dich fortbewegen. Dabei säuberst du dich als Niere, bis du das Gefühl hast, sie ist sauber und heil. Was immer dir einfällt, um dich noch besser zu fühlen, ist willkommen.

Anschließend fühlt man die Niere wieder im Körper, fühlt und entspannt ganz bewusst noch einmal die Niere und stellt sich vor, die Niere funktioniere ganz ausgezeichnet. Wenn man Zeit genug hat, nimmt man sich auch noch die andere Niere vor.

Wundere dich nicht, wenn du anschließend ganz dringend auf die Toilette musst, die Niere genießt es, wenn du dich liebevoll um sie kümmerst, und funktioniert einfach noch besser. Es ist die Absicht, die sich dem Organ mitteilt und die sollte sein, ein heiles, gut funktionierendes Organ in sich zu haben.

Wir müssen so tun, als ob wir schon gesund sind, damit wir gesund werden können.

Es geht mir mit jedem Tag immer besser und besser.

Leber sein

Auch Leber zu sein ist im Wasser ganz einfach, denn sie ähnelt mit ihren vier Lappen einem Rochen, der mit sanften Wellenbewegungen durchs Wasser gleitet. Wenn wir in dieser Form die Leber sind, uns als Leber fühlen, dann lösen diese Wellenbewegungen ein solch unglaubliches Wohlgefühl aus, das sogar dann noch anhält, wenn wir die Leber schon wieder in unseren Körper integriert haben. Probier es aus, du wirst erstaunt sein.

Bei mir ist auch die Farbe des Meeres wichtig, sie kann von türkis zu blau in den unterschiedlichsten Tönen wechseln. Manchmal ist auch grün, also mit Algen und Pflanzenbewuchs um mich herum, angenehm. Ich lasse mich da ganz von meiner Leber leiten. Was immer in mir gute Gefühle erzeugt ist geeignet und stärkt das Organ.

Leberprobleme

Wem das nicht gleich gelingt, der kann sich auch vorstellen, die Leber heraus zu nehmen, und in eine Schale mit Milch zu legen wie wir Hausfrauen das in der Küche tun. Man sieht dann sehr deutlich alle Gifte und Schadstoffe aus der Leber in diese Milch sickern. Wir wechseln mehrfach die Flüssigkeit bis sie sauber bleibt. Abschließend spülen wir dann mehrmals mit klarem Wasser und drücken die Leber ganz liebevoll aus wie ein hochempfindliches Wäschestück. Wenn dir danach ist, dann streichele sie auch noch und sei ihr dankbar, dass sie so unermüdlich für dich schafft. Diese wunderbar gereinigte Leber bauen wir wieder ein und fühlen sie in

Es geht mir mit jedem Tag immer besser und besser.

unserem Körper als entspannte Region. Diese Visualisierung nur einmal zu machen reicht natürlich nicht aus, die Leber bekommt durch unsere Absicht ja erst den Auftrag, und beginnt sich in der gewünschten Weise zu regenerieren, doch das dauert. Es ist daher sinnvoll für eine ganze Weile bei einem Organ zu bleiben, besonders, wenn schon Probleme auftauchen.

Gallengries

So berichtete mir eine Frau, dass sie es in mehreren Wochen selbst geschafft habe ihren Gallengries aus der Galle heraus zu spülen, indem sie sich vorgestellt habe, dass der Gries sich auflöse, die Körner immer kleiner wurden, und alles durch den Gallengang verschwand.

Alles Imaginieren ist ein Samen,
der materialisch wird.

Paracelsus

Es geht mir mit jedem Tag immer besser und besser.

Schlaganfall

Wieder wurde ich zu einem Schlaganfall gerufen und ich schildere auch diesen, da immer wieder andere Begleiterscheinungen auftraten, die euch helfen können entsprechende Vorstellungen zu entwickeln, und euch anregen euch selbst bei Problemen zu helfen. Manchmal sind es nur Details, die einen ansprechen, und da wir alle Sonderanfertigungen sind, sind es bei jedem von uns andere.

Bei dieser über 85-jährigen Frau waren durch einen Hirninfarkt alle Gesichtsmuskeln ausgefallen. Sie konnte weder die Lippen bewegen, noch den Mund öffnen oder die Nase rümpfen. Die Augenlider ließen sich nicht mehr schließen, und die Augen schielten in verschiedene Richtungen, was dazu führte, dass sie ihre Umgebung nur verschwommen wahrnehmen konnte. Das ganze Gesicht war herunter gesackt und fühlte sich total taub an.

Ich habe ihr erst einmal von dem anderen Schlaganfall erzählt, und auch von anderen Klienten und deren Erfolgen, um ihr Mut zu machen. Allmählich glaubte sie, dass sie das auch schaffen könnte, wenigstens wollte sie mitarbeiten und es versuchen. Ich erzählte ihr auch, dass ich der Meinung bin, der Körper habe bei einem so intensiven Schock das Gesicht vergessen, und dass hinter dem tauben Gefühl Schmerz sitzt. Sie war zum Glück geistig vollkommen klar und begriff schnell, worauf es ankommt.

Da sie nur mühsam mit einem Strohhalm etwas Flüssigkeit zu sich nehmen konnte, kümmerten wir uns erst einmal um den Mund, damit sie auch Brei und etwas

---

Es geht mir mit jedem Tag immer besser und besser.

festere Nahrung essen konnte. Wir begannen die Akupressurpunkte um den Mund herum zu stimulieren, und
den Schmerz in der Vorstellung herausfließen zu lassen,
was sie tapfer ertrug. Sie merkte gleich Erfolge, da die
Gefühllosigkeit spürbar abnahm. Innerhalb weniger Tage
war die Oberlippe wieder einigermaßen in Ordnung. Sie
übte auch fleißig mit einer Logopädin und glaubte immer
mehr daran, dass sie wieder gesund wird.

Anschließend machten wir auch die Augen bewusst, für
sie verbunden mit fast unerträglichen Schmerzen. Ich sti-
mulierte alle Akupressurpunkte um die Augen, die unge-
heuer viel Schmerz enthielten. Immer wieder mussten
wir unterbrechen, weil ihr die Tränen herunter liefen, und
sie um eine Pause bat. Es dauerte mehrere Tage, bis ich
alle Punkte eines Auges nach einander stimulieren konnte. Für Entspannungstraining war sie weniger zu haben, sie
konnte schlecht abschalten. Zur Abwechslung machten wir
nebenher Adaptionstraining der Augen. Sie hielt sich ein
Auge zu, ich hielt ihr meinen Zeigefinger vor die Nase, bat
sie darauf zu schauen, um anschließend ihre Aufmerksamkeit auf die Ferne zu richten. Wenn ein Auge müde war,
dann wechselten wir zum anderen. Sie sah zwar meinen in
der Nähe nur schemenhaft, und in der Entfernung fast gar
nichts, aber wir taten so, als ob sie schon alles wieder sehen
könne, und es wirkte. Mehr und mehr richteten sich ihre
Augen aus, blickten wieder in eine Richtung, und sie konnte
wieder schärfer sehen. Das erwies sich als äußerst wichtig,
denn da war noch ein anderes Problem in diesem Zusammenhang. Wegen der Unschärfe in der Sicht und des
Doppelsehens durch das Schielen, konnte sie nicht gehen.

Es geht mir mit jedem Tag immer besser und besser.

Ihre Beine waren vollkommen in Ordnung, nur schwankte sie hin und her, sah ja nicht, wohin sie lief, und war daher sehr unsicher auf den Beinen. Nach dem intensiven Augentraining wurde auch das besser, und wir konnten endlich mit Gehübungen beginnen. Ihr Glaube an die Heilung nahm noch einmal spürbar zu.

Jedoch war es ihr nach wie vor nicht möglich den Mund richtig aufzumachen, und wir forschten nach der Ursache. Ich fand, dass die Kiefergelenke total blockiert waren. Daran hatte ich noch nie etwas gemacht und immer wieder probierte ich bei mir selbst aus, welche Akupressurpunkte oder sonstige Schmerzpunkte ihr helfen könnten, diese Blockade aufzuheben. Tagelange mühten wir uns ab, lösten mit ungeheuren Schmerzen auch die Kiefergelenke. Manchmal ließ ich meine Patientin nach zwei Stunden total erschöpft zurück, doch die Mühe lohnte sich. Nach und nach ließen sich die Kiefergelenke besser bewegen und meine oft ungeduldige Patientin fühlte die Ergebnisse. Sie konnte jetzt ihren Mund wieder richtig aufmachen, ganz normal kauen, und damit endlich wieder richtig essen.

Die wichtigsten Bereiche waren jetzt wieder integriert, Augen und Mund, und wir konnten uns den anderen, nicht minder unangenehmen Bereichen zuwenden. Ihre Augenlider schlossen sich noch immer nicht, was eine Bindehautentzündung mit sich brachte. Ich suchte alle noch näher am Auge und zum Teil direkt auf den Lidern liegenden Punkte auf, die schmerzhaft waren, und sie ließ jeweils für ein paar Sekunden den Schmerz ausfließen.

Es geht mir mit jedem Tag immer besser und besser.

Ihr könnt euch denken, wie qualvoll das war so dicht am Auge. Schon wenn du die Akupressurpunkte in den Augenbrauen drückst - vorne am Ansatz, in der Mitte und am Ende - merkst du, wie weh das tut. Probier es gleich mal aus, drücke mit dem Fingernagel auf einen solchen Punkt, dann fühlst du, was ich meine. Drückst du auf den Punkt, schmerzt es, drückst du auf die anderen Stellen, fühlst du zwar den Nagel, aber es ist ein erheblicher Unterschied zu den Akupressurpunkten. Wir alle sammeln um die Augen viel Spannung an, weil wir viel lesen, und es tut den Augen gut, wenn wir sie öfters ausfließen lassen. Es reicht allerdings nicht nur den Schmerz zuzulassen. Viel besser wirkt es, wenn man sich den Schmerz als Wasser vorstellt, das ausfließt. Man muss es schon ganz bewusst tun, damit es wirkt.

Ich hab die alte Dame sehr geplagt, denn ich bin noch dichter ans Auge herangegangen, vorne und hinten im Augenwinkel und direkt auf dem Augenlid fand ich schmerzhafte Punkte. Sie ließ das alles, wenn auch unter ungeheuren Schmerzen, mit sich machen. Unsere Mühe wurde belohnt, die Augenlider bewegten sich wieder. Sie konnte endlich wieder mit geschlossenen Augen schlafen, und die Bindehautentzündung klang ab.

Bis zu ihrer Rehabilitation nach drei Wochen waren bis auf die Unterlider und die Unterlippe alle Gesichtsmuskeln wieder funktionsfähig. Die Unterlider wurden operiert und die Unterlippe hängt heute noch immer ein wenig. Wir hätten vielleicht noch ein wenig mehr Zeit gebraucht.

Es geht mir mit jedem Tag immer besser und besser.

Arterien

Es heißt zwar Ablagerungen in den Arterien ließen sich nicht wieder rückgängig machen, doch gibt es dafür keine Beweise. Vielleicht können auch die demnächst gefunden werden, denn erst kürzlich wurde ein Messverfahren vorgestellt, bei dem die Ablagerungen in der Carotis - das ist die Hauptschlagader am Hals - vermessen werden können. Aus ihrer Dicke kann man rückschließen auf den Gesamtzustand der Arterien, auch derer im Gehirn, was für Schlaganfall gefährdete Patienten äußerst wichtig ist.

Ich glaube schon, dass durch Diät, durch mehr Bewegung, und eventuell auch durch Fasten der Kreislauf entlastet und vielleicht sogar mit der Zeit die Ablagerungen in den Arterien beseitigt werden können, was dann hoffentlich auch bald vermessen werden kann. Zusätzlich ist es sicher nicht verkehrt sich vorzustellen, dass es so ist. Der Körper folgt ja unserer Absicht. Um es leichter glauben zu können, kann man sich zum Beispiel vorstellen, dass man die größeren Arterien wie Rohre putzt, vielleicht gar hartnäckige Roststellen mit der Drahtbürste säubert. Auch könnte man sich vorstellen, dass man mit einem Schornsteinbesen durch die Arterien fährt und die Ablagerungen beseitigt. Zum Abschluss sollte man diese Rohre, die Arterien, im Körper vollkommen rein und sauber sehen, und sich vor allem sehr wohl fühlen.

-   In einer solchen Phase ist es allerdings noch viel wichtiger sehr viel zu trinken. Ich erhöhe während einer solchen Reinigungsphase meine Trinkmenge auf bis zu vier Liter abgekochtes, heißes Leitungswasser pro Tag.

Es geht mir mit jedem Tag immer besser und besser.

Wie viele Asiaten beginne ich damit schon vor dem Frühstück und wärme meinen Organismus auf. Abgekochtes Wasser enthält kaum Inhaltsstoffe, daher kann es viel von dem, was sonst in unserem Organismus bleiben würde, aufnehmen und ausscheiden.

Herz - Ornish-Therapie

Wie es scheint hat ein Herzspezialist mit dem Namen Ornish in Amerika schon Untersuchungen in der Richtung angestellt. Ich las vor einer Reihe von Jahren in einem Magazin, er habe eine Therapieform entwickelt, bei der herzkranken Patienten beigebracht wird, sich mit den verhärteten Wänden ihres Herzens auseinander zu setzen. Er hatte herausgefunden, dass Herzkranke oft unter Einsamkeit leiden, dass sie, obwohl meist erfolgreich, eigentlich niemanden haben, dem sie sich offen und ganz ehrlich ohne Angst mitteilen, und ihre wahren Gefühle zeigen können. Er gründete Gesprächsgruppen für Herzkranke, die sich in diesem geschützten Rahmen ohne Scheu austauschen konnten. Indem ich für dieses Buch im Internet recherchierte, fand ich meine Annahme bestätigt, dass sich die Ablagerungen in den Gefäßen zurückbilden. Ornish mietete sich mit der ersten Gruppe, die er betreute, in einem Hotel ein, und überwachte dort die Umstellung in der Lebensweise.

Inzwischen rät er zu einer fast ausschließlich vegetarischen Ernährung ohne Fett, zu täglicher Bewegung, und zu Alkohol-, Tabak- und Drogenverzicht für seine Herzpatienten, und ermöglicht ihnen damit wesentlich länger zu leben. In vergleichenden Studien belegte er, dass nach Wochen bei

Es geht mir mit jedem Tag immer besser und besser.

den meisten Patienten eine Operation überflüssig war, bei einem rundum verbesserten Lebensgefühl.

Halswirbelsäule

Bei Durchblutungsstörungen des Kopfes ist häufig die Halswirbelsäule verspannt oder blockiert. In Seminaren machte ich oft folgende Übung, die ihr auch gleich ausprobieren könnt.

- Drehe den Kopf so weit nach rechts hinten, wie es schmerzfrei geht. Merke dir den Punkt, wie weit du nach hinten schauen kannst.

- Schau wieder nach vorn, schließ dic Augen und stell dir vor, du seist eine Puppe. Drehe den Kopf dieser Puppe nach hinten, dann zur anderen Seite, nach vorn und dann ein paarmal ringsherum. Wenn dir schwindelig wird, dreh ihn in die andere Richtung zurück. Dann öffne die Augen.

- Dreh jetzt noch einmal mit offenen Augen den Kopf nach rechts und prüfe, wie weit er sich jetzt drehen läßt, und wie weit du schauen kannst. Du wirst überrascht sein.

Diese Übung hilft mir auch bei der Arbeit am Computer. Meine Halswirbelsäule mitsamt Schulter-Nacken-Bereich entspannt sich, die Durchblutung steigert sich, wodurch auch meine Augen wieder besser sehen.

Es geht mir mit jedem Tag immer besser und besser.

Augenübungen

Heute sind viele Bücher auf dem Markt für äußere Augenübungen, hier noch eine innere Übung als Ergänzung. Auch die Augen kann man in Wasser baden, um sie allgemein zu regenerieren. Ich hab damit allerdings Probleme. Ich mag schwimmende Augen einfach nicht.

Ich mache lieber eine andere Übung, denn Kurz- oder Weitsichtigkeit entsteht dadurch, dass die Muskeln hinter den Augen unflexibel werden. Sie sind es, die die Augen bewegen, indem sie sich je nach Augenstellung verkürzen oder dehnen. Um diese Muskeln beweglich zu erhalten, stelle ich mir vor, sie seien wie Gummibänder, die rechts und links, oben und unten am Auge angebracht sind.

Du kannst das auch gleich probieren. Wir arbeiten jeweils nur mit einem Auge. Stell dir vor, du kannst diese Bänder hinter deinem Auge anfassen. Wir nehmen nacheinander jedes einzelne dieser Bänder liebevoll in die Hand, rubbeln und dehnen sie so, dass alle Verkrustungen und Verhärtungen heraus bröseln. Dann fetten wir sie liebevoll ein. Um die Elastizität zu prüfen, dehnen wir sie aus und lassen sie wieder zusammen schnurren. Wir suggerieren ihnen eine Wohlspannung anzunehmen, einen Zustand zwischen den Extremen von großer Anspannung und Schlaffheit. Der Körper weiß aus der Erinnerung, wie sich eine Wohlspannung für ihn anfühlt, wir müssen ihn nur ganz bewusst daran erinnern.

Leider bin auch ich in meinen inneren Übungen nicht immer so konsequent wie ich sein sollte, auch ich brauche inzwi-

Es geht mir mit jedem Tag immer besser und besser.

schen eine leichte Lesebrille. Das gilt übrigens für alle hier
aufgezeigten Übungen, nicht dass ihr glaubt, ich kann das
immer alles, und soviel besser als ihr. Kann ich nicht, ich
fange meistens auch erst damit an, wenn ich Probleme habe.

Ohrprobleme

Oft ist die Anlage zu Schwerhörigkeit familiär bedingt. Doch
um es gar nicht erst zu diesem Problem kommen zu lassen,
ist folgende Übung hilfreich.

Wir denken uns ganz klein und schlüpfen in unser Ohr hinein. Wir sehen das Innenohr vor uns, wie immer es uns in inneren Bildern erscheint. Dann geht's ans sauber machen,
Ordnung machen, heile machen, wie immer du das machst
ist egal.

Ich nehme tatsächlich Eimer und Lappen und putze als erstes
das Trommelfell von innen sauber und wasche die Gehör-
knöchelchen ab, Hammer, Amboss und Steigbügel, die für
die saubere Übertragung des Schalls sorgen Dann gehe ich
ins innere Ohr und putze das ovale Fenster und den Hörnerv.
Die Schnecke mit den feinen Härchen denke ich mir einfach
vollkommen intakt. Dann wende ich mich dem Gleichge-
wichtsorgan zu. Es erinnert mich an durchsichtige Plastik-
rohre mit Flüssigkeit, die ich sorgfältig abwische. Manchmal
richte ich sie wieder aus, wenn eines schief liegt, denn sie
sind für unser Gleichgewicht zuständig. Den gesamten Raum
säubere ich dann, fege, wasche, putze, je nach Notwendigkeit
und Zeit. Zum Abschluss schlüpfe ich wieder zurück in die
Paukenhöhle und putze auch die Eustachsche Röhre zum Rachenraum hin sehr sorgfältig aus. Obwohl auch von mir ge-

Es geht mir mit jedem Tag immer besser und besser.

sagt wird, ich sei kein Meister im Zuhören, sind bis heute noch keine Anzeichen von Schwerhörigkeit bei mir zu finden, obwohl auch ich eine familiär bedingte, starke Veranlagung dazu habe.

Blutdruck

Während ich das hier schreibe, erinnere ich mich dunkel daran, dass Maria Sorel schon damals im Mind Control-Kurs davon gesprochen hat, dass man auch lernen könne, seinen eigenen Blutdruck zu überprüfen. Sie meinte, man könne eine Arterie wie eine Makkaroni zwischen zwei Finger nehmen und anhand der Steifigkeit - zu hart, al dente oder zu weich - prüfen, ob der Blutdruck in Ordnung ist. Wir verlassen uns heute lieber auf äußere Meßgeräte, verlieren aber dadurch das Vertrauen zu unseren inneren Kräften.

Husten/ Lungenprobleme

Wer oft unter Husten leidet, kann sich mit folgender Übung helfen. Im Liegen ist es einfach, sich seine Lunge als einen Baum vorzustellen. Die Bronchien sind der Stamm mit den größeren Ästen, an denen die kleinen Lungenbläschen wie Blätter hängen.

Wir stellen uns vor, wir seien dieser Bronchienbaum. Wir gehen in den Stamm des Baumes hinein, dehnen und strecken uns nach oben bis in die Spitzen, und drehen alle Blätter dem warmen Sonnenlicht entgegen. Die Spaltöffnungen in diesen Blättern sind weit offen und der Gasaustausch funktioniert einwandfrei. Wir tanken Sonnenlicht und spüren diese Kraft und Wärme in uns einfließen. Unsere Lungen

---

Es geht mir mit jedem Tag immer besser und besser.

weiten sich, wir tanken alle Zellen voll mit Licht und Sauerstoff. Dann verwandeln wir den Baum wieder in unsere Bronchien mit Lungenbläschen und sehen alles strahlen und schimmern, kommen wieder nach außen und gehen gestärkt aus dieser inneren Übung hervor.

Neben der inneren Vorstellungsarbeit ist es hilfreich, sich einmal bewusst zu machen, ob wir überhaupt in alle Teile der Lunge atmen. Viele Menschen atmen überwiegend flach und nur oben im Brustkorb. Achte mal darauf, wie du in Situationen atmest, in denen du Angst hast. Achte auch sonst unter dem Tag öfters auf deinen Atem. Du wirst dir bewusst, wann du wie atmest.

Du kannst auch ganz gezielt zum Beispiel einmal die Flankenatmung unterstützen, indem du bei etwas gerundetem Rücken deine Hände hinten auf den unteren Brustbereich legst. Jetzt spiele Maikäfer und pumpe Luft in die Flanken. Mit geschlossenen Augen können wir von innen fühlen, wie sich die Rippen dabei ausdehnen, wie die Muskeln zwischen den Rippen beweglich werden. Wir atmen tiefer und die Lunge hat mehr Möglichkeit sich zu entfalten.

Bronchitis

Ist der Husten sehr hartnäckig, benutze ich zusätzlich noch eine weitere Visualisierungsübung:

Ich stelle mir das Flimmerepithel in den Bronchien vor. Es erinnert mich an eine Wiese oder ein Kornfeld, über das der Wind streicht. Während der Übung kommen immer wieder dicke Regenwolken aus denen sanft Nieselregen sprüht, die dieses Kornfeld aus Flimmerhärchen befeuchten. Die Wind-

Es geht mir mit jedem Tag immer besser und besser.

richtung steuere ich mit dem Atem und sehe, wie mit jedem Ausatmen der sanfte Wind alle Bakterien und Viren mit fort nimmt, ganz so als ob Blütenstaub mit dem Wind mitgenommen wird. Zwischendrin scheint die Sonne und alle Flimmerhärchen bewegen sich frei und leicht. Mit dieser Übung, die am Besten im Liegen funktioniert, kann Schleim sehr viel leichter abgehustet werden, vorausgesetzt wir trinken genug.

Asthma

Adelaide Bry beschreibt in ihrem Buch „Visualization" eine kleine Geschichte über einen Jungen mit Asthma. Er ging zu Dr. Gerald Jampolsky, einem Psychotherapeuten, in Behandlung, der ihm genau erklärte, wie Bronchien aussehen und auch wie sich diese bei einem Anfall verengen. Er schickte ihn nach Hause mit dem Auftrag einen schlimmeren Asthmaanfall hervorzurufen, indem er sich vorstellt wie die Bronchien eng werden. In der Woche darauf war der Junge wieder da und wollte sein Asthma loswerden. Der schlimme Anfall fühlte sich nicht gut an. Durch diese etwas rabiate Methode jedoch hatte er begriffen, dass *er* Kontrolle über sein Asthma hat, denn wenn er es schlimmer machen konnte, war es ihm auch möglich es besser machen. Jampolsky und er arbeiteten nun mit Bildern, wie die Bronchien sich öffnen, und das Asthma zurückgeht. Innerhalb kurzer Zeit war der Junge geheilt.

Ich würde nicht empfehlen solch eine Methode ohne ärztliche Überwachung anzuwenden, sie scheint mir doch etwas gewagt.

Es geht mir mit jedem Tag immer besser und besser.

Zur Entstehung des Problems habe ich gelesen, dass Asthmatiker zu viel Luft in sich aufgenommen haben. Vielleicht hatten sie vor lauter Schreck oder durch einen Schock einmal ganz tief Luft geholt, und dann blendet der Körper das aus. Er vergißt ja bei hochgradigem Stress einfach, was mit ihm passiert ist. Daher bleibt er in diesem etwas aufgeblasen wirkenden Zustand. Wir müssen nicht wissen, was da passiert ist, das ändert nichts, nur uns einmal ganz bewusst machen, dass es so sein könnte. Dann ist es wichtig, dem Körper immer wieder zu sagen, dass jetzt alles ok ist, und natürlich so oft als möglich Luft abzulassen, ganz bewusst ausatmen, damit der Brustkorb wieder beweglich wird.

Dazu habe ich auch eine spielerische Übung aus meinem Seminar. Wir denken uns, wir seien ein Drache, der so lange als möglich Feuer speit.

Also tief Luft holen und   Fffffft ...

In einer Gruppe mit anderen kommt etwas Wettbewerb dazu, jeder möchte möglichst lange ausatmen. Wir älteren Erwachsenen haben mit solchen spielerischen Übungen Probleme, und es dauert meist eine Weile, bis alle sich trauen, aber es ist äußerst befreiend einmal gefühlt zu haben, wieviel Luft wir tatsächlich ausatmen können. Um das Einatmen brauchen wir uns nicht zu kümmern, das macht der Körper dann von allein. Je mehr er ausgeatmet hat, um so mehr kann er einatmen. Asthmatiker sollten so oft wie möglich ganz ruhig und tief nur auf das Ausatmen achten. Mit der Zeit wird der Brustkorb wieder beweglich und findet sein eigenes Maß.

Es geht mir mit jedem Tag immer besser und besser.

Für diejenigen, die Probleme mit dem Einatmen haben, gibt es auch eine Übung. Sie spielen Kamel, das für Wochen nichts zu trinken bekam. Mit einem gespitzten Mund saugen sie so lange und so langsam als möglich ganz konzentriert so viel Luft als möglich ein. Bevor du weiter liest, probier es gleich mal aus! Bitte atme dabei ganz bewusst zuerst in den Unterbauch, dann in die Flanken, und dann in die Lungenspitzen. Kläre auch, ob du leichter einatmest oder ausatmest und mache dir bewusst, wie viel von deinem Atemvolumen meist ungenutzt bleibt.

Hautprobleme

Man kann jedes Problem abwaschen. Bei Hautproblemen und auch bei allen Autoimmunerkrankungen hilft es, sich vorzustellen in einer Badewanne mit farbigem Wasser zu liegen, und alle Schadstoffe herausquellen zu lassen. Das Wasser sollte so lange gewechselt werden, bis es klar bleibt. Um es sich besser vorstellen zu können, kann man sich erst einmal in der Realität in die Badewanne legen, vielleicht sogar in ein Basenbad, und ganz bewusst dem Körper sagen, dass er viele Schadstoffe über die Haut ausscheiden soll. Er tut es dann verstärkt. Erleben wir das gleiche in der Vorstellung, dann kann man die Schadstoffe auch noch „sehen", meist als graue oder braune Brühe, was in der Realität ja nicht möglich ist.

Endometriose und andere Frauenleiden

Angelika Koppe hat viel mit an Endometriose erkrankten Frauen gearbeitet und speziell für diesen Bereich Visualisierungen ausgearbeitet, die ich bitte bei ihr nachzu-

Es geht mir mit jedem Tag immer besser und besser.

lesen. Ihr Buch heißt „Mut zur Selbstheilung." Sie nennt ihre Methode Wildwuchs, vielleicht wegen des wild wuchernden Fleisches bei Endometriose.

Abstand bei bedrohlichen Krankheiten

Bei einem Vortrag wies sie auf etwas hin, was mir bedeutsam erscheint. Sie sagte, dass viele Frauen sich gar nicht gleich direkt mit dieser Erkrankung auseinandersetzen können. Sie wollen sie unter keinen Umständen direkt anschauen, auch nicht in einer Visualisierung. Sie begänne daher damit die Patientinnen zu ermutigen erst einmal sehr vorsichtig aus der Entfernung, quasi von oben her in einigem Abstand, die Endometriose zu betrachten. Sie betont, es sei von großem Vorteil, wenn die Patientin selbst diesen Abstand bestimmen könne. Das ist ein Aspekt, der sicherlich für alle bedrohlichen Krankheiten wichtig ist und beachtet werden sollte. Es gibt dem Kranken die Möglichkeit sich ganz langsam anzunähern und sich mit der Krankheit auseinanderzusetzen.

Periodenschmerzen

Eine Bekannte berichtet, dass sie schon als junges Mädchen bei krampfartigen Periodenschmerzen folgendes gemacht habe. Sie sei in den Bauch hineingegangen und habe dem Schmerz gesagt, dass er da nichts verloren habe, dass sie ihn nicht brauchen könne. Er sei tatsächlich nach und nach verschwunden. Sie wendet diese Übung auch heute noch an und kann ihre Periode ohne Medikamente überstehen.

Es geht mir mit jedem Tag immer besser und besser.

Darmprobleme

Der Darm wird als unser Körper-Gehirn bezeichnet. Wenn man ihn sich verkleinert vorstellt, lässt er sich auf die gleiche Weise waschen, wie ich es oben für das Kopfgehirn beschrieben habe. Es ist nicht sinnvoll sich vorzustellen, dass er auseinanderfällt in die einzelnen Darmschlingen. Besser ist, so zu tun, als ob er, wie das Gehirn, zusammen bleibt, und in eine große Schüssel passt. Jetzt kann man warmes, klares Wasser oder auch farbiges Wasser nehmen, ganz wie es beliebt, und so lange waschen bis das Wasser sauber bleibt. Zum Abschluss fühle man den Darm wieder an seinem Platz im Körper, fühle Wärme und eine wohlige Entspannung im ganzen Bauchraum.

Teile des Darm bearbeiten

Brauchen nur einzelne Teile des Darmes besondere Aufmerksamkeit, dann können wir uns auch eine rotierende, weiche Autowaschbürste vorstellen, und damit Stück für Stück den Darm innen auswaschen. Der Wasserzu- und -ablauf erfolgt automatisch. Wir können den Darm groß machen und uns vorstellen, dass der bunte weiche Wirbel von Bürsten wie am Auto an den Darmwänden entlang wäscht, und alle Reste und Verklebungen aus den vielen Millionen Darmzotten ausgewaschen werden. Auch diese Vorstellung hilft, mit heilenden und aufbauenden Gedanken im Darm zu bleiben, was ihm hilft sich selbst zu heilen, und es stärkt den Glauben an Gesundheit.

Es geht mir mit jedem Tag immer besser und besser.

Verstopfung

In unserem Dickdarm sammelt sich der Stuhl, bevor er ausgeschieden wird, in einer Art Beutel, dem Mastdarm, wo ihm
Wasser entzogen wird. Ist der Stuhlgang nicht regelmäßig,
wird zu viel Wasser entzogen, und es kommt zur Verstop-
fung. Wir sollten dem Stuhl wieder Wasser zuführen, was
wir mit Bildern dem Körper deutlich machen können.

Wenn wir verstopft sind, sollten wir zunächst einmal dem
Körper sagen, was er tun soll. Wir äußern zum Beispiel so
unsere Absicht: „Innerhalb der nächsten zwei Stunden kann
ich ganz normal zur Toilette gehen." Dann wenden wir uns
mit unseren Gedanken dem Enddarm zu und stellen uns vor,
im Bereich des Beutels sei ein Topf, das macht es einfacher.
Wir können ganz real ein Glas klares Wasser trinken mit
dem Vorsatz, dass dieses Wasser in dem Topf da unten am
Darmausgang landet. Der Körper tut, was man ihm sagt.
Hilfreich ist sich vorzustellen, wie es in den Topf fließt. Wie
bei einem klumpig gewordenen Essen rühren wir jetzt darin
herum, bis die Konsistenz breiförmig ist. Der Körper versteht
dieses Bild und führt in kurzer Zeit dem Stuhl Wasser zu. Es
kommt zu einem völlig normalen Stuhlgang ohne Abführ-
mittel, allerdings nur, wenn wir aufmerksam sind auf erste
Anzeichen des Körpers. Sind wir abgelenkt, sagt sich der
Körper: „Ja, was denn nun?" Er macht wieder dicht.

Ein sehr träger Darm folgt unter Umständen nicht gleich der
Aufforderung. Wie gesagt, er weiß nicht, was er machen soll.
Also müssen wir es ihm mit Geduld und Konsequenz immer
wieder sagen. Vielleicht muss er gar, unterstützt durch einige

Es geht mir mit jedem Tag immer besser und besser.

Trockenpflaumen, über Wochen lernen wieder mit uns zusammen zu arbeiten.

Knie-Probleme

Eine Bekannte hatte Monate lang unerträgliche Schmerzen im Knie. Ein naher Angehöriger war im ärztlichen Bereich tätig und veranlasste, weil man nichts finden konnte, Untersuchungen in mehreren sehr guten Spezialkliniken. Wegen der Schmerzen bekam sie Cortison. Sie bat mich um Hilfe und ich erläuterte ihr zunächst, dass man dem Körper sagen kann, was er tun soll. Das war völlig überflüssig, denn sie konnte Autogenes Training. So war es ganz leicht ihr Vorstellungsübungen zu empfehlen, die dem Knie das suggerierten, was es tun sollte, nämlich normal und beweglich zu funktionieren. Innerhalb von zehn Tagen „meldete" sich das Knie, so nannte sie es. Sie kam in Kontakt mit einem Problem, das offensichtlich mit dem Knie zu tun hatte. Es löste sich in einem Gespräch und einer veränderten Sichtweise.

Von jetzt an wurden die Schmerzen geringer. Sehr gut geholfen haben Vorstellungsübungen der schönen Dinge aus ihrem Leben, besonders für ihre Stimmung, die durch die ständigen Schmerzen gelitten hatte. Sie war früher begeisterte Bergwanderin und hatte mit Mann und Kindern viele Hütten der Alpen aufgesucht. Ich bat sie, sich alle diese schönen Wanderungen noch einmal ins Gedächtnis zu rufen, und sie in Gedanken zu erwandern. Sie war sehr zuverlässig und übte fleißig, suggerierte damit ihren Knien über mehrere Wochen eine neue Zukunft. Über diese Vorstellungen be-

---

Es geht mir mit jedem Tag immer besser und besser.

kamen der Körper und besonders die Knie ein neues Programm, sie lernten erneut einwandfrei zu funktionieren. Die Cortisonmenge konnte ärztlich überwacht nach und nach reduziert werden und die Schmerzen wurden immer erträglicher. Innerhalb von drei Monaten waren sie völlig abgeklungen und sind bisher nicht wieder aufgetreten. Was blieb ist ein leichtes Ziehen bei Wetterwechsel, was sie ihrem Alter zuschreibt.

Wie die Arznei zur Heilung
und zur Tötung dienen kann,
so steht es mit dem Glauben
und seinen Wirkungen.

Paracelsus

Es geht mir mit jedem Tag immer besser und besser.

Kreuzbein-Problematik

Es gibt unzählige Gründe für eine Krankheit. Visualisierungen kann man auch dazu benutzen, diese Hintergründe aufzudecken, ähnlich dem Berater im Labor, wie wir das in Mind Control gemacht hatten.

Einer Klientin war ein Berater zu suspekt, und wir affirmierten, es komme ein Lebewesen, was offen ließ, was es ist. Sie klagte über eine sehr schmerzhafte Kreuzbein-Problematik. Ich führte sie in eine tiefe Alpha-Stufe, suggerierte ihr dann in einen Park zu gehen, sich auf eine Bank zu setzen und einfach zu warten. Es werde sich ein Lebewesen zeigen. Sie schmunzelte plötzlich und was sie erzählte, war bezeichnend. Es hatte sich ausgerechnet das Tier, das ihre Firma in Werbeslogans benutzt, zu ihr auf die Bank gesetzt. Es sprach zwar nicht, aber der Klientin war sofort klar, dass ihre Schmerzen im Kreuzbein mit ihrem Beruf zusammenhängen. Sie wechselte in eine andere berufliche Situation, und hat seither nie wieder Probleme im unteren Rückenbereich gehabt.

Schlaganfall mit Schlucklähmung

Noch einmal ein Schlaganfall mit wieder anderen Begleiterscheinungen. Der Patient hatte keinerlei Erfahrungen mit Visualisierungen, daher begannen wir frühere Ferienerlebnisse in Erinnerung zu rufen, Bilder von Sonne und frischer Luft, die dem Patienten eine entspanntere Körperhaltung brachte mit tiefem Atem. Für mich war wiederum hilfreich, was der Mann mit den Drainagerohren gesagt hatte. Der Körper

Es geht mir mit jedem Tag immer besser und besser.

macht befallene Körperteile nicht nur unempfindlich, sondern blendet sie einfach aus, vergisst sie. Hier hatte er offensichtlich den Schluckmechanismus vergessen, ausgeblendet, und er sollte wieder bewusst gemacht werden. Nachdem die Vorstellungskraft mit den Feriensituationen gewachsen war, suggerierte ich Vorstellungen im Körperbereich. Wir gingen mit dem Atem nach innen, bis der Patient sich einigermaßen sicher fühlte. Dann wagte ich es, mit ihm eine ähnliche Übung zu machen, wie Jahre zuvor mit meiner Freundin. Wir bauten Drähte ein zwischen dem Gehirn und - entsprechend der Problematik hier - dem Verdauungstrakt. In der Vorstellung verlegten wir einen grünen Draht vom Gehirn ausgehend zum Hals. In sehr langsamen Schritten machten wir die Schluckabläufe deutlich und verglichen den Mechanismus der Klappe über der Luftröhre mit einem Toilettendeckel. Darunter konnte er sich etwas vorstellen und spielerisch öffneten und schlossen wir diesen Deckel, was ganz wesentlich dazu beitrug diese Region wieder bewusst zu machen, und in den Körper zu integrieren. Dann wurde der Draht weiter Stück für Stück bis zum Magen hinunter gelegt, weiter durch den Zwölffingerdarmbereich, den Dünndarm, dann den Dickdarm bis hinunter zum Anus, um den gesamten Ablauf der Verdauung bewusst zu machen. In gleicher Weise wurde rückwärts ein roter Draht gelegt und langsam über alle Stationen bis hin zum Gehirn eingebaut. Oben im Gehirn befestigten wir einen Schalter und achteten besonders darauf, dass beim Schließen des Schalters die Klappe über der Luftröhre sich sorgfältig schloss, wenn er schluckte. Das Körperbewusstsein wurde so nach und nach wieder gefestigt, die ausgefallenen Areale wieder integriert.

Es geht mir mit jedem Tag immer besser und besser.

Da durch den Speichel, der durch die undichte Klappe in die Luftröhre eindrang, auch die Lunge in Mitleidenschaft gezogen worden war und eine Lungenentzündung drohte, ergänzten wir die Visualisierung durch den Baum, wie oben beschrieben. Die Bronchien dachten wir uns als Stamm und Äste, die Lungenbläschen als Blätter, die sich dem Sonnenlicht entgegen strecken. Die Suggestion von frischer Luft mit Wind, der in den Blättern spielt, tat ihm sichtlich gut und führte unmittelbar zu tieferem, entspannterem Atem.

Es wurde noch eine Magensonde gelegt, doch in der Rehabilitation kam der Durchbruch. Die Klappe schloss sich vollständig, was dort mit einem speziellen Verfahren kontrolliert werden konnte.

Warzen

Es erscheint mir durchaus denkbar, dass man sich zum Beispiel für eine Stielwarze vorstellen kann auf der inneren Ebene einen Faden darum zu binden, und sie damit von der Blutzufuhr abzuschneiden. Von anderen Menschen hörte ich, dass sie sich einfach vorstellen, wie die Warze kleiner wird und verschwindet, auch das wirke.

Heilung von innen

Es ist immer der Glaube an die Heilung, der heilt. Da Heilung immer aus unserem Inneren kommt, wir in unserem Inneren mit einer höheren Kraft in Berührung kommen, können wir auch begreifen, warum ein religiöser Glaube heilt.

Es geht mir mit jedem Tag immer besser und besser.

Jesus sagte: „Das Königreich Gottes ist inwendig in euch."
Er fragte auch „Glaubst du?" und fragte damit, glaubst du an
deine eigene Heilung oder glaubst du an eine höhere, uni-
verselle Kraft, die wir Gott nennen, die dich heilt und sagt
damit, dass schon immer in uns diese Kraft ist, an die wir uns
bewusst anschließen können.

Bauchspeicheldrüsenentzündung

Ein Mann erkrankte an Pankreatitis, einer Bauchspeichel-
drüsenentzündung. Er wurde im Krankenhaus operiert, ihm
wurde ein großer Teil der Bauchspeicheldrüse entfernt. Er
fiel dabei ins Koma, wachte wieder auf, und sagte zu seiner
Frau: „Jesus hat mich berührt!" Er wurde so weit transportfä-
hig, dass er einen Flug in seine Heimat antreten konnte. Seiner Frau bedeutete der Chefarzt, dass er mit dieser schweren
Erkrankung höchstens noch ein halbes Jahr leben werde. In
seiner Heimat ließ er sich nach ihren Angaben anfangs
zweimal täglich in die Kirche fahren, um zu beten. Später
fuhr er allein und erholte sich überraschend gut. Er wurde
sehr religiös, mied Tabak und Alkohol, und begann
zunehmend völlig normal zu essen.

Seine Frau traf zwei Jahre später wegen einer anderen
Verletzung den Chefarzt wieder, der sie fragte, wann und
wie denn ihr Mann gestorben sei. Sie berichtete, dass er
immer noch lebe, dass es ihm gut gehe und er fast zwei Zent-
ner wiege. Der Arzt schaute sie ungläubig an und meinte, sie
solle ihm keine Märchen erzählen. Er hat es nicht geglaubt.
Auch heute braucht der Mann weder Insulin, noch andere
Medikamente.

Es geht mir mit jedem Tag immer besser und besser.

Auch Placebos heilen

Ich habe einmal einen Mediziner getroffen, der offen äußerte, es sei ein Irrtum, wenn Patienten glauben, dass der Arzt den Patienten heilt. Heilen könne immer nur er sich selbst.

Was heilt, ist der Glaube an die Heilung, und der kommt aus uns selbst. Deshalb heilen auch Placebos, das sind Wirkstofffreie Zuckertabletten, die so aussehen, wie die originalen Tabletten. Heute glauben wir überwiegend, dass uns Medikamente heilen, doch noch 1980 hat man in einer groß angelegten Studie in Amerika an über 8000 Herzinfarkt-Patienten zwischen 30 und 65 Jahren bewiesen, dass die Überlebensrate nach 5 Jahren mit Medikamenten keineswegs höher ist als die derer, die nur Placebos erhalten hatten. Der einzige Unterschied bestand darin, ob die Patienten ihre Mittel regelmäßig einnahmen oder nicht, das heißt ob der Glaube an die Wirkung groß genug war. Die, die nur Placebos nahmen, glaubten ja auch an die Wirksamkeit der Mittel.

Wie stark der Glaube wirkt, zeigt auch folgendes Beispiel: In einer neueren Studie bekamen die Patienten Placebos, leider dazu aber auch den Beipackzettel mit den Nebenwirkungen, worauf sie, obwohl sie nur Zuckertabletten eingenommen hatten, genau die geschilderten Nebenwirkungen, wie Mundtrockenheit, entwickelten.

Was heilt ist der Glaube.

Es geht mir mit jedem Tag immer besser und besser.

Der Glaube ist es,
der die wahren Wunder wirkt.

Paracelsus

Es geht mir mit jedem Tag immer besser und besser.

Heilen durch die innere Heilkraft

Im Krankheitsfall ist es notwendig sich vorzustellen, dass man gesund ist. Auch wenn es sich anhört als betrüge man sich selbst, wir müssen so tun als ob es schon so sei, damit es so werden kann. Wir müssen so tun als ob wir schon gesund sind, um gesund werden zu können, denn:

Heilen tut letztlich immer nur der Glaube

an die Heilung.

Ohne diese innere Überzeugung sind alle Bemühungen umsonst.

Es geht mir mit jedem Tag immer besser und besser.

Und noch etwas will ich bewusst machen:

Wir müssen wählen, geheilt zu sein.

Manche Menschen wählen einfach nur die Unterstützung und Erleichterung durch andere. Sie möchten, dass der Arzt sie heilt, oder der Heilpraktiker, der Physiotherapeut oder das Medikament.

Sie entscheiden sich nicht dafür, geheilt zu werden durch die innere Kraft, denn viele wissen nicht mehr, wie sie funktionieren.

Sie entscheiden sich dafür und wählen, dass andere die Verantwortung übernehmen sollen, sie zu heilen. Sie wählen - und zugegeben, es ist ja auch nicht ganz einfach, denn heute ist das fast durchgehend so - die Verantwortung für die Heilung abzugeben an irgend etwas anderes als sie selbst.

Aber was sagen sie damit zu ihrem Körper, zu ihrem System? Doch nur, dass sie sich nicht selbst heilen können. Der Körper tut, was sie ihm sagen, folglich können die inneren Selbstheilungskräfte nicht entsprechend wirksam werden.

Es geht mir mit jedem Tag immer besser und besser.

Da wir nicht von heute auf morgen unsere Überzeugungen verändern können, sollten wir folgendes tun:

☞ **Zuerst kommt die innere Heilkraft,**

die Entscheidung für, und der Glaube an die Heilung

aus uns selbst,

und das kann dann unterstützt werden durch das, an das wir sonst noch glauben, an Ärzte und Heilpraktiker, an Medikamente und sonstige Verordnungen.

☞ **Ich muss mich dafür entscheiden geheilt zu sein,**

damit ich geheilt werde.

Und das glaube ich eher,

wenn ich mich selbst heil gemacht habe

mit den Heilungs-Visualisierungen.

Das ist Sinn und Zweck dieses Buches.

Es geht mir mit jedem Tag immer besser und besser.

*Die natürliche Heilkraft
in jedem von uns
ist die größte Kraft,
um wieder gesund zu werden.*

Hippokrates

Es geht mir mit jedem Tag immer besser und besser.

Zusammenfassung

Der Körper tut, was man ihm sagt. Wir sollten möglichst wenig an Krankheit denken, uns auch nicht in Zeitungen, Zeitschriften und Sendungen im Fernsehen mit Krankheit beschäftigen, denn der Körper hält alles für zu sich gesagt. Viel besser ist es an Gesundheit zu denken und vor allem sich gesund zu fühlen. Oft hilft es, den Körper an gesunde Zeiten zu erinnern, vielleicht an den Urlaub vor 20 Jahren. Am Besten heilen wir, wenn wir dieses unglaublich gute, entspannte und gesunde Gefühl von damals im Körper wieder und wieder fühlen, ein Gefühl von Wohlbehagen. Auch dafür müssen wir uns entscheiden, denn von allein kommt es nicht; es übt sich auch nicht in wenigen Tagen. Das braucht Zeit, denn oftmals haben wir lange Jahre nicht auf uns geachtet, das Unbehagen gar nicht wahrgenommen, und wundern uns dann, wenn der Körper sich mit Beschwerden bei uns beschwert.

Wir sollten möglichst oft an Gesundheit denken.

Es geht mir mit jedem Tag immer besser und besser.

Sich einen gesunden Körper vorzustellen löst gute Gefühle aus, weil sich jede einzelne unserer Zellen an einen Zustand wundervollen Gleichgewichtes erinnert. Unser Körper und unser Inneres wissen, wie sich Gesundheit anfühlt und streben von sich aus nach dieser Balance zurück. Wir brauchen die Zellen nur ganz bewusst daran erinnern und diese Selbstheilungskräfte von innen heraus wieder aktivieren.

Da für den einen oder anderen Menschen dieses Erinnern im Zustand von Krankheit nicht so einfach ist, machen wir mit den beschriebenen Visualisierungen erst einmal den Körper heil. Dann können wir leichter glauben, dass er heil ist.

Wir entscheiden uns für Gesundheit.

Gleichzeitig bleiben wir mit aufbauenden Gedanken im Körper, wir tun was wir denken und sind damit im Jetzt. Aus dem Jetzt entspringen die inneren Selbstheilungskräfte, die die Heilung bewirken.

Wenn wir uns dann auch noch in der Vorstellung in unserem geheilten Körper bewegen, und alles tun, was wir gerne tun, bitten wir den Körper, sich genau da hin zu entwickeln. Wir installieren für ihn ein neues Programm, worin er lernt, wieder einwandfrei zu funktionieren. Die wohltuenden, angenehmen Gefühle, die das in uns auslöst, festigen unseren Glauben schon gesund zu sein, um es zu werden, jeden Tag ein bißchen mehr nach dem Motto von Coué:

Es geht mir von Tag zu Tag in jeder Hinsicht immer besser und besser.

Es geht mir mit jedem Tag immer besser und besser.

How to do it

Noch einmal die einzelnen Punkte, wie wir vorgehen sollten:

1. Der erste Schritt ist immer die Entspannung.

2. In einem zweiten Schritt nehmen wir Kontakt zu unserem inneren Körper auf, fühlen zunächst seinen Gesamtzustand, um eventuell noch vorhandene Anspannungen weiter loszulassen. Es ist dabei sinnvoll sich vor Augen zu führen, dass wir durch das Knochengerüst eine Festigkeit haben, also niemals völlig zusammenfallen können. Alles andere jedoch, alle Muskeln, alle Sehnen und Bänder, können wir ganz einfach einmal loslassen, und werden merken, wie viel Kraft wir unnütz aufwenden.

Es geht mir mit jedem Tag immer besser und besser.

3. Jetzt wenden wir uns dem Symptom zu. Wir können es aus der Ferne betrachten oder ganz nah herangehen. Es ist auch unwichtig, ob wir genau wissen, wie die Region dort aussieht. Ich erinnere an den Blechkanister Magen, der einem normalen Magen nicht ähnlich sieht. Was immer an Bildern kommt, kann hilfreich sein. Wir können diesen Zustand auch aufmalen, wie es bei Simonton angeregt wird. Das Bild gibt uns die Möglichkeit uns mit dem Symptom auseinander zu setzen und auch, um eine Verlaufskontrolle zu haben.

4. Entweder kommt aus diesem Bild eine Idee, wie man das Symptom behandelt und heile macht, oder man geht erst wieder auf die Stufe der Wirklichkeit, wie ich das mit meinem Knie gemacht habe. Ich habe ganz rational überlegt, womit ich die Vertiefungen ausfüllen kann, und bin dann erst wieder auf die Visualisierungsstufe gegangen.

5. Dann geht es ans heil machen. Was immer wir benutzen von den vorn beschriebenen Möglichkeiten, putzen, waschen, feilen oder anstreichen ist im Grunde egal. Was uns heilt ist der Glaube, schon gesund zu sein, was uns leichter fällt, wenn wir uns selbst heile gemacht haben. Dann ist es einfach dem Körper zu sagen, dass er gesund ist.

Nach und nach baut das System sich dann entsprechend um und heilt sich selbst. Was heilt ist das Jetzt. Das Jetzt ist ein Katalysator für die Selbstheilungskraft. Je länger wir uns gedanklich im Jetzt und im Körper aufhalten, um so mehr Kraft fließt uns zu, die der Körper

---

Es geht mir mit jedem Tag immer besser und besser.

verwenden kann, sich selbst wieder in Ordnung zu
bringen.

6. Manchmal ist es hilfreich, sich mit dem eigenen Ewig-
keitsaspekt in Form des Beraters oder weisen Alten im
Innern zu verbinden und um Rat oder Hilfe zu bitten.
Wem das zu suspekt ist, der bitte einfach um ein Lebewesen oder ein Symbol.

7. Zum Abschluss sollte immer ein heiles Bild der innerli-
chen Körpersituation stehen, wie ich es bei meiner
Kieferhöhle beschrieben habe, rosa, feucht glänzend, gut
durchblutet und vollkommen gesund.

8. Ebenso bedeutsam ist es sich in diesem gesunden Körper
bei entsprechenden Handlungen und Bewegungen zu
spüren. Auch dabei ist es natürlich wichtig im Jetzt zu
bleiben, also die Bewegung von innen heraus zu fühlen,
wirklich im Körper zu sein, und vor allem die Freude,
die Begeisterung zu fühlen, die ein beweglicher, in sich
harmonischer, unbeschwerter Körper auslöst. Diese Gefühle müssen ebenfalls eingeübt, und möglichst auch
automatisiert werden, wir haben sie nicht von allein.

Wir entscheiden uns damit für Heilung, lernen ein gesundes
Bild unseres Körpers aufzubauen und festigen den Glauben,
schon geheilt zu sein, durch Wiederholung. Der Körper tut,
was wir ihm sagen. Er wird sich langsam in Richtung unserer
Vorstellung entwickeln. Dabei sollten wir beachten, dass die
gesamte Chemie des Körpers umgebaut werden muss.

Gesunde Ernährung ist wichtig, um genügend Baustoffe für
die Wiederherstellung zur Verfügung zu haben, Obst und

Es geht mir mit jedem Tag immer besser und besser.

Gemüse ist angesagt, Weißmehl, Kaffee, Alkohol, Tabak und fette Speisen möglichst meiden. Da die alten Schlacken besser abgebaut werden, wenn genügend Sauerstoff im Körper vorhanden ist, sollten wir täglich wenigstens für 20 Minuten zügig spazieren gehen, und mit den Gedanken im Körper bleiben, beim Atmen oder in den Füßen.

Und auch das will ich noch erwähnen: Viele Menschen meinen sie hätten doch den ganzen Tag Bewegung genug, indem sie im Geschäft herumlaufen oder im Haushalt tätig sind, oder wenn sie sich schon draußen bewegen, dann bitteschön sollte das effektiv sein. Man kann ja nebenher einkaufen gehen ..., doch ehe man sich versieht, wälzt man wieder Probleme.

Nur mach dir mal klar, was dabei passiert: Sowie die Gedanken sich mit etwas anderem beschäftigen als mit dem, was der Körper gerade tut, nämlich spazieren zu gehen, bringen sie erneut Anspannung in den Körper. Der Körper hält ja das, was wir denken, für real, spannt sich an für die kämpferische Auseinandersetzung mit dem Problem, und ist vollkommen angespannt.

Bleiben wir hingegen bei dem, was der Körper gerade tut, nämlich atmen und gehen, dann ist er in der Lage die Muskulatur so zu entspannen, dass die Eiweiße und Schlacken aus dem Gewebe entfernt werden können.

Paß auf, was du denkst!

Es geht mir mit jedem Tag immer besser und besser.

Und auch folgendes ist wichtig: Der Körper tut, was man ihm sagt und sich in Bildern vorstellt. Auch die ständige Kontrolle, ob unsere Vorstellungen schon wirken, ob wir schon gesünder geworden sind, stärkt leider auch nur die Gedanken des Zweifels, und damit genau die Aussage, dass wir noch nicht in Ordnung sind, was der Körper auch verwirklicht.

Wir sollten möglichst oft an Gesundheit denken.

Wenn du gerade erst damit beginnst bewusst zu atmen und bewusst zu gehen, dann wundere dich nicht, wenn es unter Umständen nicht gleich klappt. Manchmal dauert es ein wenig, bis wir unsere Gedanken zügeln können.

Sei liebevoll und geduldig mit dir selbst und hole die abschweifenden Gedanken immer wieder zu dem zurück, was du gerade tust.

Du kannst es bei anderen, einfachen Beschäftigungen wie Hände waschen oder Geschirr waschen auch üben.

Denke was du tust, dann sind Kopf und Körper nicht mehr getrennt, wir sind im Jetzt, und die Selbstheilungskräfte fließen.

Es geht mir mit jedem Tag immer besser und besser.

*Gesundheit fordern die Menschen
in ihren Gebeten von den Göttern,
dass sie aber die Macht darüber
in sich selbst haben,
wissen sie nicht.*

Demokrit

Es geht mir mit jedem Tag immer besser und besser.

Teil II

Da ich immer wieder daraufhin angesprochen werde, warum in meinem ersten Buch kein Entspannungstraining zu finden sei, ergänze ich das hier mit zwei verschiedenen, einmal die **Jacobson-Entspannung** gleich anschließend, und zum anderen das **Autogene Training** ab Seite 127. Daran anschließend bringe ich für diejenigen, die noch nicht so gut innerlich sehen können, noch eine Anleitung zum **Visualisieren** ab Seite 133. Ich kann das von Natur aus sehr gut und habe angenommen, das sei bei anderen genau so. Die Rückmeldungen, die ich auf das erste Buch hin bekommen habe, zeigen jedoch, dass nicht alle gleich gut visualisieren können und Hilfestellung brauchen. Doch zunächst die beiden Entspannungstrainings.

Es geht mir mit jedem Tag immer besser und besser.

Ich habe sie ausgewählt, weil es davon unzählige Angebote auf CD gibt. Bei der Auswahl ist jedoch eines wichtig zu bedenken: Jeder Mensch reagiert auf Sprache und Musik unterschiedlich, daher kann ich keine Empfehlungen abgeben. Bitte hört euch entsprechende CDs vorher an. Sprache wie auch Musik sollten in uns ein sehr angenehmes Gefühl hervorrufen. Städtische Büchereien haben oft Entspannungskassetten oder CDs zum Ausleihen, außerdem sind sie im Internet anzuhören.

Wer lieber zunächst einmal in einer Gruppe unter Anleitung übt: es gibt beide, Jacobson-Entspannung, wie auch Autogenes Training, in nahezu jeder Volkshochschule, teilweise sogar in Krankenkassen.

Jeder hat selbst das Werkzeug
zu seiner Heilung in der Hand.

Coué

Es geht mir mit jedem Tag immer besser und besser.

Voraussetzungen für Entspannungstrainings:

Wenn wir zu Hause üben, sollten wir einige grundsätzliche Dinge beachten

- Direkt vor dem Üben sollten wir unseren Kopf nicht vollstopfen mit Zeitung lesen oder Fernsehen, auch nicht den Magen, also nicht üppig essen, aber auch keinen Hunger haben.
- Wir sagen der Familie, dass wir nicht gestört werden wollen, und ziehen uns zurück in einen ruhigen Raum mit angenehmer Temperatur,
- auf einen bequemen Stuhl oder eine Liege, auf dem Boden bitte eine Decke unterlegen.

Es geht mir mit jedem Tag immer besser und besser.

- Bei beiden Positionen ist wichtig, dass weder Arme noch Beine überkreuzt werden. Die Arme sollten im Liegen locker neben dem Körper liegen, im Sitzen entweder auf bequemen Armlehnen oder auf den Oberschenkeln in der Position wie damals die Pharaonen saßen.
- Der Kopf sollte im Sitzen ebenfalls aufrecht gehalten werden, allenfalls leicht zum Brustbein hin nicken.
- Eine Haltung von Gelassenheit, die nicht bewertet und beurteilt, weder richtig noch falsch, ist hilfreich.
- Vor allem ist Geduld mit sich selbst wichtig, auch wenn es nicht gleich funktioniert.

Das Jacobson-Training ist für Anfänger, wie auch für aktive und unruhige Menschen leichter zu lernen als Autogenes Training. Daher nenne ich das zuerst. Sie hat zum Ziel ein Gefühl für Anspannung und Entspannung zu entwickeln, ja überhaupt einmal zu fühlen, wo man verspannt ist.

Für alle gibt es eine Zeit der Ruhe
und eine Zeit der Arbeit.

Vergil

Es geht mir mit jedem Tag immer besser und besser.

Das Jacobson-Training

Progressive Muskel-Relaxation, kurz PMR heißt sie in der Fachsprache, und wir finden CDs auch unter diesem Namen. Dieses Spannen, Halten und ganz langsam Entspannen ist das Grundprinzip. Wo wir damit beginnen ist eigentlich egal, es ist jedoch am Anfang in Händen und Armen am einfachsten, da wir mit dem willentlich kontrollierten Anspannen dort am besten vertraut sind. Wir sollten dabei die Augen schließen, um uns intensiver konzentrieren zu können. Üblicherweise wird mit der Faust begonnen, die wir fest anspannen. Man hält diese Spannung für etwa 10 Sekunden und entspannt dann wieder ganz bewusst, und richtet seine Aufmerksamkeit für etwa 30 Sekunden auf dieses entspannte Gefühl. Wir nehmen so nacheinander alle Spannungszustände in den unterschiedlichsten Muskelgruppen wahr, sowohl die Anspannung wie auch die Entspannung.

Es geht mir mit jedem Tag immer besser und besser.

122

In dieser Weise werden 16 Gruppen nacheinander, einzeln, angespannt. Die festgelegte Übungsfolge enthält üblicherweise folgende Schritte: Hand und Unterarm, dann Oberarm, dann die andere Seite, dann Stirn, Nasen- und Augenregion, Mund- und Kieferbereich, Nacken und Hals, Schultern, Brust, oberer Rücken, Bauchmuskulatur, Oberschenkel, Fuß beider Seiten.

☞

Das Ziel dieser Entspannungsmethode ist,
dass wir immer schneller merken,
wann und wo wir uns anspannen,
früh genug, um uns sofort wieder entspannen
zu können.

Hier eine Anleitung für das Entspannen der rechten Hand. um eine Idee zu geben, wie die einzelnen Phasen auf einer CD aufgebaut sein können. Ich habe sie und auch das Autogene Training dem Internet entnommen, und du kannst die gesamte Abfolge dort nachlesen unter www.neuro24.de. Ich habe sie leicht abgewandelt und auf meine Erfahrungen und meinen Sprachgebrauch angepasst. Je nach Bedarf verwendete auch ich in Seminaren mal Sie, mal du und du kannst gleich einmal testen, was dir lieber ist. Auch auf CDs gibt es beides:

Beispiel aus der Jacobson-Entspannung

„Der Körper liegt entspannt auf dem Rücken, die Arme und Hände locker und leicht angewinkelt auf der Unterlage. Sie atmen ruhig und gleichmäßig. Lassen Sie das Gesicht sich

Es geht mir mit jedem Tag immer besser und besser.

entspannen, die Augen sind geschlossen, der Kiefer fällt leicht herunter. Spüren Sie das entspannte und ruhige Ein- und Ausatmen.

<u>Rechte Hand.</u>

Wir wollen einen Zustand der Entspannung dadurch erreichen, dass wir Spannung und Entspannung als gegensätz-liche Zustände emp-finden lernen. Zunächst mit der rechten Hand als Beispiel, wie auch die anderen Muskelgruppen an- und wieder zu entspannen sind. Richten Sie Ihre Gedanken auf die rechte Hand. Machen Sie eine Faust und spannen Sie die Hand und den rechten Unterarm stark an. Wir gehen durch jeden einzelnen Finger und spüren, wie jeder Finger gespannt ist, wie Kraft in ihm steckt. Halten Sie diese starke Spannung für etwa 10 Sekunden und lassen Sie nun ganz langsam diese Spannung abfließen. Lockern Sie ganz langsam den Druck und spüren Sie wie sich die Hand öffnet. Richten Sie Ihre Aufmerksamkeit auf das Gefühl der abfließenden Spannung und behalten Sie Ihre Gedanken nur in der Muskulatur im rechten Unterarm und in der rechten Hand. Gehen Sie in das Handinnere und spüren Sie in jeden Finger hinein, spüren Sie, wie jeder einzelne sich mehr und mehr entspannt. Lassen Sie einzelne Muskelfasern noch mehr fallen, lassen Sie sie ganz los. Genießen Sie das Gefühl sich nicht mehr anstrengen zu müssen. Lassen Sie Arm und Hand vollkommen fallen und machen Sie sich für etwa 30 Sekunden dieses Gefühl der Entspannung bewusst.

Gelingt das noch nicht gleich, dann spannen Sie den Unterarm und die Hand noch einmal maximal an und entspannen sie wieder. Sollte sich ein Kribbeln einstellen, so heißt das,

Es geht mir mit jedem Tag immer besser und besser.

dass Sie noch zuviel Energie in einem Muskelbereich haben. Wir sind noch nicht ganz entspannt, doch das vergeht mit einiger Übung. Genießen Sie dieses Gefühl der Entspannung. Lassen Sie die Muskulatur im rechten Unterarm und in der rechten Hand immer tiefer fallen, lassen Sie innerlich immer mehr los, Arm und Hand sind vollkommen entspannt. Der Körper liegt entspannt und ruhig auf der Unterlage. Atmen Sie ruhig und gleichmäßig, bei jedem Atemzug wird die Entspannung tiefer. Das Gesicht ist entspannt, die Kiefer sind locker, die Zunge liegt entspannt im Mund. Die Augen sind geschlossen. Genießen Sie diese Entspannung. Wir wechselten von einem sehr stark angespannten, aber nicht verkrampften Zustand zu einem Gefühl der kraftlosen Entspannung und machten uns beide bewusst. Spannung und Entspannung im rechten Unterarm und in der rechten Hand sind uns jetzt bewusst. In Zukunft ist es ganz leicht diese tiefe Entspannung zu erreichen und zu halten." Ende!

Es würde den Rahmen sprengen, wollte ich hier alle Muskelgruppen in gleicher Weise aufzählen. Mit einer CD ist es viel leichter. Falls ihr zwischendrin abschweift und von störenden Gedanken geplagt werdet, dann holt sie ganz ruhig immer wieder zurück zum Arm und zur Hand ohne Bewertung.

Wenn alle Muskelgruppen auf diese Weise in Spannung und Entspannung gefühlt und zum Abschluss ganz bewusst entspannt wurden, ruhen wir uns noch eine Weile in diesem angenehmen Zustand aus, und kommen dann langsam wieder zurück mit den Formeln:

Es geht mir mit jedem Tag immer besser und besser.

- Arme fest!
- räkeln und strecken des Körpers
- dann Beugen und Strecken der Arme
- mehrmals Tief ein- und ausatmen
- Augen auf!

Ich habe mir abweichend vom üblichen Jacobson-Entspannungstraining, das meistens im Liegen unterrichtet wird, mein eigenes im Sitzen entwickelt, das mir hilfreich erscheint, da ich es überall und jederzeit ausführen kann.

Im Grunde kann jeder Muskel angespannt und ganz bewusst wieder entspannt werden, um das Körperbewusstsein zu schulen. Egal wo man sich befindet, vor einer roten Ampel, im Stau, im Bus, in einer Pause am Arbeitsplatz oder wartend in einer Schlange, es findet sich immer eine Möglichkeit eine Faust zu ballen, oder die Hände gegeneinander zu drücken, den Arm anzuwinkeln und damit den Bizeps zu spannen, die Knie gegeneinander zu drücken, oder den Fuß auf den Boden zu stemmen, ohne dass andere davon etwas mitbekommen. Noch besser ist natürlich dies ganz bewusst mit voller Aufmerksamkeit zu tun, um in Zukunft kleinste Anspannungen zu bemerken und sie sofort wieder entspannen zu können.

Beim Fernsehen dürfte die nötige Bewusstheit fehlen, doch können Werbepausen ohne Ton durchaus genutzt werden, wenn wir die Augen schließen und uns ganz auf den Körper einstellen.

Es geht mir mit jedem Tag immer besser und besser.

Mitten im Tagwerk,
im Tumult und Sturm des Lebens:
Halte einen Moment inne!

Immer wieder.

J.P. Vaswami

Es geht mir mit jedem Tag immer besser und besser.

Autogenes Training:

Das Autogene Training kommt ohne Anspannung der Muskeln aus. Es kann im Liegen oder im Sitzen ausgeführt werden. Auch hier ziehe ich das Sitzen vor. Nur wenn jemand schlecht entspannt, sehr mit seinen Gedanken beschäftigt ist, zu sehr im Kopf ist, dann würde ich AT im Liegen favorisieren. Hier ein Ablauf, wie er wahrscheinlich auch in Volkshochschulkursen angeboten wird.

Wichtig ist hier im Gegensatz zum Jacobson-Entspannen, dass zwischen den Kurstagen unter der Woche intensiv geübt wird, weil sich sonst der Ablauf nicht automatisiert.

- Schließe die Augen beim Entspannungstraining.
- Atme ruhig und gleichmäßig.

Es geht mir mit jedem Tag immer besser und besser.

Ich stimme mich mit der Formel ein:

1.   Ich bin ganz ruhig.

Jeden Vorsatz sollten wir 4 bis 6 Mal leise uns innerlich suggerieren. Dazu sehe ich vor mir ein sehr beruhigendes Bild, einen stillen See, das Meer, einen schlafenden Hund oder eine Katze, oder auch nur eine weite Landschaft.

Bevor ich mit Klienten die Schwere-Wärme-Übung mache, lasse ich sie üben wirklich *in* einem Körperteil zu sein. Normalerweise nehmen wir zum Beispiel unseren Arm nur wahr, wenn wir ihn bewegen oder wenn er taktil etwas berührt. Wenn er ruhig liegt, spüren wir ihn kaum oder gar nicht. Dann erst können wir ihn von innen erspüren, eine völlig neue Wahrnehmung.

Ich bitte sie dazu einen Arm auf dem Tisch abzulegen und ihn für eine Weile ganz ruhig zu halten. Wir vergessen quasi, dass er da liegt und wissen nur aus der Erinnerung, dass er da sein müsste. Bei geschlossenen Augen lasse ich sie dann in die Hand hineinspüren, von innen. Meistens dauert das eine Weile, doch wenn ihnen das gelingt, haben sie eine bessere Grundlage für die folgende Übung.

2.   Schwere und Wärme-Übung

a. In gleicher Weise gehen wir mit unserer Aufmerksamkeit von innen in den rechten Arm, gehen bis vor in die Hand, und suggerieren uns:

Es geht mir mit jedem Tag immer besser und besser.

Der rechte Arm ist warm und schwer, und auch das wiederholen wir 4 bis 6 Mal. Wir können uns dabei vorstellen unter einer Dusche zu stehen und warmes Wasser über unseren Arm laufen lassen. Loslassen! Einfach geschehen lassen und warten bis das Entspannungsgefühl sich von ganz alleine einstellt.

Das Zurücknehmen:

Und noch einmal: Kein Entspannungs-Training ohne Zurücknehmen am Ende! Wir räkeln und strecken uns, winkeln ein paar Mal die Arme an und lassen wieder los beim Liegen. Im Sitzen sollten wir zunächst unsere Sitzfläche auf dem Stuhl und die Füße fest auf dem Boden stehen fühlen, dann ebenfalls räkeln, die Arme anwinkeln und damit wieder Spannung im Körper aufbauen.

Wenn wir die Übung abends vor dem Einschlafen machen, können wir auf die Rücknahme verzichten und einfach in den Schlaf sinken.

Die Suggestionsformel ist:

- Arme fest! (räkeln und strecken,
- dann ein paarmal sehr kräftiges Beugen und Strecken der Arme
- Tief atmen! (mehrmals tief ein- und ausatmen)
- Augen auf!

Fünf bis zehn Minuten Üben reichen für den Anfang. Wenn wir das ein oder zwei Wochen regelmäßig einüben, wird sich ein Wärme- und Schweregefühl einstellen.

Es geht mir mit jedem Tag immer besser und besser.

b. Dann erst sollten wir auf den anderen Arm hinübergehen, und auch ihn warm und schwer werden lassen mit der Suggestion: *Der linke Arm ist warm und schwer.* Gelingt auch dies, was wahrscheinlich weniger lange dauert wie beim rechten Arm, ist es einfach gleichzeitig beide Arme warm und schwer werden zu lassen und wir enden mit: *Arme warm und schwer.*

c. Wir sollten, auch wenn wir unsere Aufmerksamkeit jetzt auf die Beine richten wollen, immer den gesamten Ablauf uns vorsprechen, also jeden Durchgang beginnen mit: *Ich bin ganz ruhig,* dann *Arme warm und schwer,* warten bis sie das tun, und dann erst das rechte Bein dazu nehmen. Auch hier gehen wir innen in das Bein und machen uns das Bein bewusst bis hin zum Fuß und zu den Zehen. Wieder benutzen wir die Formel: *Das rechte Bein ist warm und schwer.* Hier hilft die Vorstellung im warmen Sand am Strand zu liegen.

d. Wenn auch das sehr gut gelingt, nehmen wir das linke Bein hinzu mit der Formel: *Das linke Bein ist warm und schwer* und wenn auch das automatisch gelingt enden mit: *Beine warm und schwer.*

e. Später lässt sich das automatisieren mit den Worten: *Arme und Beine warm und schwer,* und es wird sich automatisch das entsprechende Gefühl einstellen.

Es geht mir mit jedem Tag immer besser und besser.

3. Die Herzübung

Wenn sich in Armen und Beinen sehr leicht dieses Wärme- und Schweregefühl einstellt, dann können wir übergehen auf das Herz. Für viele Menschen ist es ungewohnt ihr Herz wahrzunehmen und es kann sein, dass das Herz zunächst anders reagiert als wir beabsichtigen. Meist legt sich das nach kurzer Zeit, sofern wir einfach nur geschehen lassen und keine Ängste aufbauen. Wir suggerieren uns: *Das Herz schlägt kräftig und gleichmäßig.* Ich habe mir dazu als Bild eine Bahnhofsuhr kreiert, deren Zeiger im Sekundentakt weiter springt. Der Rhythmus entspricht in etwa unserem gesunden Ruhepuls.

4. Die Atemübung

Als nächstes nehmen wir den Atem hinzu mit den Worten: *Atem tief und entspannt.* Lass den Atem seinen eigenen Weg finden und verändere nichts, beobachte nur. Er wird mit weiteren Übungen von allein tiefer und entspannter. Nach einiger Übung können wir hinzufügen: *Es atmet mich.*

5. Das Sonnengeflecht

Hinter dem Magen unter dem Rippenbogen in der Mitte des Körpers liegt ein Nervengeflecht, der sogenannte Solarplexus. Es reagiert bei sehr vielen Menschen sofort, wenn „uns etwas auf den Magen schlägt." Wir fühlen uns dann unwohl und verspannt. Wenn wir lernen diesen Bereich warm werden zu lassen, entspannt sich nicht nur der Magen, sondern das ganze System. Und

Es geht mir mit jedem Tag immer besser und besser.

wenn wir entspannt sind, können wir uns nicht mehr ärgern. Es lohnt sich also es zu lernen. Die Formel heißt:

Sonnengeflecht strömend warm. Man kann sich vorstellen, dass wir warmen Tee getrunken haben, und der Magenbereich sich schön warm anfühlt, oder dass wir eine Wärmflasche auf dem Bauch liegen haben.

Schultz, der Erfinder des Autogenen Trainings, schließt jetzt noch eine Formel an, bei der die Stirn angenehm kühl empfunden wird. Ich verzichte darauf, da es mich wieder aus dem Körper weg in den Kopf bringen würde. Ich bin zum Abschluss lieber in meinem Körper und genieße dieses vollkommen entspannt zu sein möglichst ohne Gedanken, denn damit würde ich ja wieder etwas zum Körper sagen. Jeder Gedanke jedoch erzeugt ein klein wenig Spannung im Körper, während einer Entspannung natürlich kontraproduktiv. Möglichst nichts denken ist angesagt!

Es geht mir mit jedem Tag immer besser und besser.

Visualisieren lernen

Leider wird heute in Management-Trainings jede Form von Sichtbarmachung, also auch grafische Darstellungen von Geschäftsverläufen, Visualisierung genannt, was vielleicht den einen oder anderen Menschen verwirrt, wenn ich hier auch von visualisieren spreche. Im amerikanischen Raum, wo die Anfänge dieser Methoden mit inneren Bildern gemacht wurden, wird im Zusammenhang mit *inneren* Bildern von Visualisierung gesprochen, eben auch in den Mind Control-Kursen von José Silva. Ich bin also nichts anderes gewohnt und übernehme es so, wie es mir beigebracht wurde.

Wie gesagt, wir haben alle diese inneren Bilder. Unsere Erinnerung ist an Bilder gekoppelt. Wir würden unser Auto auf dem Parkplatz nicht wiederfinden, wenn wir nicht ein inneres Bild davon hätten.

Es geht mir mit jedem Tag immer besser und besser.

Inneres Sehen, Imagination, Phantasie, Tagträumen, Vorstellungen, wie immer wir diese inneren Bilder nennen ist egal, die Unterschiede sind gering und für unsere Visualisierungen unerheblich. Innen ist noch viel mehr, Traumbilder, Bilder aus dem Unterbewusstsein, Archetypen usw., die wir hier heute beiseite lassen wollen.

Bei den Heilungs-Visualisierungen unterscheiden wir höchstens zwischen passiver und aktiver Visualisierung.

Zunächst die **passive Imagination**:

1. Passiv sind wir, wenn wir uns unsere Erkrankung erst einmal anschauen wollen,

   a. entweder direkt, wie ich mit meinem Knie,

   b. oder wie bei Angelika Koppe erst einmal aus der Entfernung bei bedrohlichen Krankheiten.

2. Passiv sind wir auch, wenn wir einem Berater zuhören oder einem anderen Lebewesen, um Hintergründe für unsere Krankheit zu erfahren.

3. Man kann sich auch einfach in der Entspannung einen Hinweis erbitten, ein Symbol oder eine andere Form, die für uns bedeutsam ist.

Aktive Imagination

Dazu gehört das Kreieren, das Erschaffen von inneren Bildern, um mit ihnen etwas zu tun, bei unseren Heilungs-Visualisierungen den Körper heile machen. Oft mischen sich passive und aktive Imagination, denn die Idee, zum Beispiel

---

Es geht mir mit jedem Tag immer besser und besser.

einen Kanister als Magen zu benutzen, erlangen wir passiv, ihn dann abzuschmirgeln wäre aktiv.

Nicht alle Menschen sehen Bilder gleich gut. Wir haben sie alle, ich erinnere an das Auto auf dem Parkplatz, nur sind sie uns nicht in gleichem Maße bewusst. Um sie etwas besser ins Bewusstsein zu heben, entnehme ich dem Buch „Seeing with the minds eye" von Dr. Mike und Nancy Samuels einige Anregungen. Sie ähneln denen im Mind Control-Kurs von José Silva:

1. Zweidimensionales Objekt

   Samuels' beginnen mit einem weißen Dreiecks auf gestreiftem Papier, also mit einem zweidimensionalen Objekt. Schneide dir ein helles Dreieck aus und lege es auf gestreiftes oder dunkleres Papier. Sieh es dir für etwa eine Minute an ohne abzuschweifen, schließe dann die Augen und visualisiere, sieh, erinnere dieses Dreieck auf deiner inneren Kinoleinwand. Bewerte nicht was da kommt, denn dann verschwindet es schnell wieder; und du kannst von vorn beginnen. Du erinnerst dich an dieses Dreieck, so wie du dich an dein Fahrzeug auf dem Parkplatz erinnerst. Es sollte dir in kurzer Zeit gelingen dieses Dreieck in dieser Form zu „sehen" und dieses Bild nennt man visualisieren. Keine Sorge, das Bild wird noch deutlicher, vielleicht schon bei der nächsten Übung.

2. Ein dreidimensionales Objekt

   Stelle dir einen Apfel vor, eine Blume oder einen Becher. Nehmen wir einen Apfel, vielleicht deine

---

Es geht mir mit jedem Tag immer besser und besser.

Lieblingsorte und lege ihn vor dich hin auf eine sonst leere Fläche. Betrachte den Apfel ebenfalls ein paar Sekunden lang, taste ihn mit deinen Augen ab, schließe dann die Augen und visualisiere diesen Apfel auf dem inneren Bildschirm. Taste ihn wiederum mit den Augen ab, so wie du das mit dem äußeren Apfel gemacht hast. Bemerke die Form, die Oberfläche, den Winkel des Stiels bei diesem Apfel, öffne dann die Augen und vergleiche diese inneren Bilder mit dem äußeren und wiederhole die Übung.

Im Mind Control schwebt der Apfel, wird mit einem Zoom hergezoomt, so dass man den Stiel, die Blütenblätter und die Oberflächenbeschaffenheit ganz von nahem sehen kann.

Samuels' gehen jetzt zu einer weiteren Visualisierung über, einer Erinnerungsübung.

3. Ein Raum aus der Kindheit

Schließe deine Augen, nimm ein paar tiefe Atemzüge und entspanne dich. Sieh dich selbst in einem Raum deiner Kindheit. Schau die Wand vor dir an als wärest du dort, betrachte die Möbel, die Bilder an der Wand, und lasse deinen Blick jetzt rundherum durch das Zimmer schweifen. Schau an dir herunter und stelle fest ob du auf einem Teppich stehst und aus welchem Material der Fußboden gemacht ist. Schau auch die Fenster an, registriere die Farbe der Vorhänge und blicke dann auf die Wand hinter dir mit der Tür. Jetzt verlasse diesen Kindheitsraum, nimm dich wieder auf deinem Stuhl im Hier und Jetzt wahr und öffne die Augen.

Es geht mir mit jedem Tag immer besser und besser.

Die nächste Visualisierung ist ein Haus und wir bewegen uns um das Haus herum. Nimm am besten dein Haus.

4. Visualisierung von Objekten im Außenbereich

Entspanne dich, schließe die Augen und schau dir die Frontseite deines Hauses an. Sieh die Fenster, die Regenrinne, die Haustür, bemerke aus welchem Material das Haus gemacht ist und welche Farbe es hat. Jetzt geh um das Haus herum, auch wenn das vielleicht in Wirklichkeit nicht möglich ist. Betrachte es von allen Seiten, achte auf Terrasse, Balkon, Schuppen, Holzlege oder was immer sich hinter deinem Haus befindet. Geh weiter um das Haus herum und komm wieder nach vorn. Beende diese Übung und komm wieder ins Hier und Jetzt.

Beim Üben wirst du merken, dass bei den Visualisierungen die Gesetze der physischen Welt aufgehoben sind. Du kannst um das Haus herumgehen und das Haus betrachten, selbst wenn ein anderes Haus daneben steht.

Maria Sorel berichtete von einer Dame in einem Kurs, die in einer solchen Visualisierung an der Wand ihres Hauses eine große feuchte Stelle bemerkte, ließ den Handwerker kommen, der tatsächlich einen bisher unbemerkten Wasserschaden entdeckte.

Vielleicht bemerkst du auch, wenn du etwas näher untersuchen willst, dass du sowohl hingehen kannst als auch einfach dein Bewusstsein auf die Stelle richten kannst, und sofort

---

Es geht mir mit jedem Tag immer besser und besser.

dort bist anstatt deinen Körper dahin zu bewegen. In der nächsten Übung bei Samuels trainieren wir das gezielt.

5. Das Bewusstsein bewegen anstelle des Körpers.

Schau dir einen Stuhl oder einen Sessel mit Armlehnen an. Betrachte den Sitz, die Rücklehne, die Beine von vorn, dann die Seiten, und schau ihn auch von hinten an. Jetzt setz dich hin, entspanne dich und schließe die Augen. Stell dir jetzt diesen Stuhl vor. Sieh ihn von vorn, von der Seite, sieh seine Form, dann von hinten, die andere Seite und wieder von vorne. Jetzt stell dir vor du siehst den Stuhl von oben, du befindest dich also über dem Sessel und schaust von oben auf die Sitzfläche. Dann schau unter den Stuhl, du befindest dich unter dem Stuhl und siehst ihn von unten. Schau genau hin, wie die Sitzfläche von unten bespannt oder festgemacht ist. Dann sieh den Stuhl wieder von vorne und komm wieder zurück ins Hier und Jetzt.

Wir haben mit dieser Übung gelernt, dass wir unser Bewusstsein bewegen können, ohne unseren Körper zu bewegen. Ich kürze die einzelnen Übungen jetzt etwas ab und überlasse es dir, was du davon ausführst.

6. Bewegte Objekte

Samuels schlägt als nächstes einen Wasserkessel vor, der dann rotiert.

Es geht mir mit jedem Tag immer besser und besser.

7. Kindheitsraum verändern, Farben sehen

Die Übung danach ist wieder der Kindheitsraum, nur dass wir ihn jetzt verändern, zum Beispiel das Licht heller und dunkler machen, dann die Glühbirne in einen Luftballon verwandeln und ihn an der Decke hüpfen lassen. Als nächstes blasen wir einen Luftballon auf und lassen ihn die Farbe wechseln, sehen ihn rot, gelb, grün und blau.

8. Menschen visualisieren

In der nächsten Visualisierung sehen wir einen uns sehr gut bekannten Menschen vor uns, sein Gesicht, die Haare, die Kleidung, die Haltung. Jetzt stell dir vor die Person tut etwas, bewegt sich. Beobachte wie sie die Arme bewegt, wie sie den Körper hält. Stell dir vor sie spricht am Handy, höre die Stimme, höre was gesagt wird. Betrachte den Gesichtsausdruck und lasse dieses Bild wieder los.

9. Visualisiere dich selbst

Die nächste Übung, die Samuels vorschlägt, wäre eine Visualisierung deiner selbst. Vielleicht möchtest du in den Spiegel schauen, um ein klares Bild deiner selbst entwickeln zu können. Du kannst auch ein Foto von dir nehmen. Schau es dir an, schließe die Augen und sieh dich selbst, dein Gesicht, die Haare, die Augen, die Nase, den Mund. Dann schau dir deinen Körper an, deine Hände und Arme, deine Beine und Füße. Sieh dich an bei einer Tätigkeit, sieh dich von hinten gehen,

---

Es geht mir mit jedem Tag immer besser und besser.

dann von vorne auf dich zukommen. Beachte deine Haltung, wie du deinen Körper, deine Arme und Hände bewegst. Sieh dich mit dem Handy telefonieren, höre was du sagst, höre deine Stimme.

Viele Menschen sind überrascht, wenn sie sich das erste mal selbst visualisieren, und sich agieren sehen. Sie treten aus sich selbst heraus und betrachten sich, was in anderen Worten heißt, sie trennen ihr Bewusstsein von ihrem Körper. Wir sind nicht nur unser Körper, wir sind mehr.

Für einige von euch mag das zu Anfang beunruhigend sein, das legt sich, versprochen! Das ist auch nur eine Frage der Gewohnheit. Vielleicht hilft es dir, wenn du dich mit anderen zusammen visualisierst, am besten in einem bekannten Umfeld. Probier es einfach aus und mach es öfters.

Ich will es damit bewenden lassen. Es gäbe noch unendlich viele Details, die eingeübt werden können, Modalitäten nennt man sie. Das sind Geräusche, Gerüche, Berührungen, Temperatur, Gefühle und Empfindungen. Sie alle begleiten unsere Erinnerungen ebenso wie unsere inneren Bilder. Sie intensivieren oft ganz erheblich eine Visualisierung und wir sollten darauf bedacht sein, möglichst viele sehr angenehme Modalitäten in unserem Repertoire zu haben, um sie jederzeit einsetzen zu können.

Soweit eine kleine Nachhilfe für diejenigen, die noch nicht ganz so gut visualisieren können. Falls du noch mehr Hilfe brauchst:, Mind Control übt im Kurs in ganz ähnlicher Weise, erweitert es jedoch um einen wesentlichen Aspekt, indem man in ein Pflanzenblatt, in Metalle und dann sogar in Tiere und zum Abschluss in Menschen hineingeht und In-

---

Es geht mir mit jedem Tag immer besser und besser.

formationen erfasst. Sie bauen sehr systematisch die Fähigkeit zur inneren Wahrnehmung und zur Intuition auf, was ich, falls du da Schwierigkeiten haben solltest, nur empfehlen kann in einer Gruppe mit anderen zu üben. Das Mind Control-Seminar wird in der damaligen Form noch immer abgehalten von Maria Sorel, wie auch von anderen Trainern und Trainerinnen. Die Seminar-Organisation macht Ursula Haller für den gesamten deutschsprachigen Raum. Das Seminarprogramm kann unter www.silva-meth.at im Internet angesehen werden. Du wirst sicherlich leicht einen Ort in deiner Nähe finden. Die meisten Menschen haben mit dem, was ich im Buch beschreibe, keine Schwierigkeiten und können es von Natur aus schon gut.

Die Kraft, Berge versetzen zu können,

liegt in uns selbst.

Coué

Es geht mir mit jedem Tag immer besser und besser.

Symptome bearbeiten

Falls ihr noch mehr Anregungen braucht, um ein bestimmtes Symptom heile zu machen, habe ich hier neben den schon erwähnten noch eine ganze Reihe aus unterschiedlichsten Büchern zusammengestellt. Manchmal spricht uns etwas ganz besonders an, anderes dagegen überhaupt nicht. Um gleich die Vorschläge zu Anfang der Liste zu nehmen: Jemand, der keine Fische mag, wird sicher nicht Fischer sein wollen, doch besitzt er vielleicht einen netten Hund, und wird sich eher vorstellen können, einen Hund auf die Reise durch seinen Organismus zu schicken.

Wir können uns vorstellen,

- Bakterien auszuradieren,
- Fischer zu sein mit einem Netz,
  der Zellen/ Bakterien/Viren heraus fischt,

Es geht mir mit jedem Tag immer besser und besser.

- oder ein Hund zu sein, der sich an kleinen Hamburgern (Bakterien/Viren) gütlich tut
- Wenn jemand selten aggressiv ist, dann kann ein kriegerischer Reiter auf einem Pferd sehr hilfreich sein, der die Bakterien und Viren oder auch kranke Zellen mit einem Schwert bekämpft oder mit einer langen Lanze aufspießt.

Wir können uns vorstellen

- raue Stellen glatt zu machen,
- heiße, entzündete Stellen kalt zu denken, indem wir einen Eisbeutel auflegen,
- oder sie in kaltes Wasser stecken, zum Beispiel in einen Wassereimer, in dem Eisstückchen schwimmen.
- Wir können geschwollene Stellen entwässern mit Drainagerohren oder Entwässerungsgräben,
- verspannte Areale wärmen und nähren,
- sie sauber spritzen,
- oder sie abwaschen,
- oder abstauben.
- Wir können, wenn nötig, Entkalker benutzen,
- trockene Stellen einsprühen mit einem Zerstäuber,
- Schleim wie ein Leintuch einsprengen,
- Schmerz heraussprühen lassen als fließendes Wasser oder eine Fontäne, oder ein Wasserspiel.
- Wir können Viren und Bakterien mit dem Ausatmen nach außen befördern.

Alles sollte spielerisch bleiben. Je mehr positive Gefühle wir in eine Vorstellungsübung hinein fließen lassen, um so schneller lernt der Körper diesen Zustand zu schätzen.

Es geht mir mit jedem Tag immer besser und besser.

Manche Menschen haben auch positive Gefühle, wenn sie

- Gelenke und Knochen wie rostige Maschinenteile erst einmal mit einer Drahtbürste bearbeiten,
- sie abschmirgeln,
- oder unter die Poliermaschine halten.
- Verbackene Muskeln können geknetet, gerollt, oder wie ein Gymnastikband auseinander gezogen werden,
- man kann sie einweichen und waschen, sie liebevoll kneten und sanft ausdrücken wie ein Wäschestück.
- Organe können ebenso gewaschen werden, egal ob Herz, Lunge, Leber, Bauchspeicheldrüse oder Milz, Niere und Blase ebenso wie Dünn- und Dickdarm. Alles wasche man so lange bis das Wasser klar bleibt. Maßgabe ist dabei immer ein sehr empfindliches Wäschestück, das würden wir auch nicht in eine Waschmaschine stopfen oder mit scharfen Reinigungsmitteln bearbeiten.

☞ **In allem sollten wir so liebevoll als möglich**
   mit unserem Körper umgehen.

Zum Abschluss jeder inneren Übung sollten wir uns in einem vollkommen gesunden Körper befinden, in ihm herumgehen mit einem intensiven Gefühl der Freude und Zufriedenheit. Wenn wir darauf achten, werden diese Gefühle immer häufiger zu spüren sein. Auch sie haben wir nicht von allein. Sie wollen ganz bewusst wahrgenommen, eingeübt und automatisiert werden, indem wir sie so oft als möglich hervorrufen.

Es geht mir mit jedem Tag immer besser und besser.

Wichtige Aussagen zur Erinnerung

- Gedanken und Bilder sind Kräfte, die auf den Körper einwirken, wo wir sie fühlen können. Der Körper tut, was wir ihm sagen und in Bildern verdeutlichen. Geben wir ihm heilende Gedanken und heile Bilder, sehen ihn gesund und fühlen ihn auch so, dann heilt er wesentlich schneller.

- Der Körper tut, was man ihm sagt. Das ist kein willentlicher Akt. Mit Befehl und Wollen kommt man nicht weit, wir können ihm nichts befehlen, eher mit Bitten, mit Aufmerksamkeit und mit Achtsamkeit. Dann tut er das, worum man ihn bittet, er heilt. Wenn man dann noch dankbar ist, heilt er noch besser.

Es geht mir mit jedem Tag immer besser und besser.

- Der Körper tut, was man ihm sagt. Sagt man ihm, dass er heilen soll, dann tut er das, sagt man es ihm in Bildern, dann tut er es noch leichter. Am besten heilt er, wenn man so tut, als ob er vollkommen gesund sei, auch wenn es im Moment noch nicht so ist.

- Der Körper lernt, und wiederholt man eine Übung mehrere Male, dann automatisiert sich die Übung. Vereinfacht man dann den Text, kürzt oder koppelt Zahlen, Gerüche oder eine Melodie an den Zustand, dann reicht später dies aus, um den gesamten Zustand wieder zu erleben.

- Für alle bedrohlichen Krankheiten ist wichtig, erst einmal sehr vorsichtig aus der Entfernung, quasi von oben her in einigem Abstand, die Krankheit betrachten zu können, wobei wir selbst den Abstand bestimmen. Es gibt uns die Möglichkeit uns ganz langsam anzunähern, und uns mit der Krankheit auseinander zu setzen.

- Wichtig ist liebevolle Akzeptanz dessen, was ist. Solange ich etwas nicht haben will, einen Widerstand aufbaue, kann es sich nicht verändern, denn was ich nicht habe, kann ich nicht ändern oder loslassen.

- Es ist notwendig so zu tun, als ob es schon so sei, damit es so werden kann. Wir müssen so tun, als ob wir schon gesund sind, damit wir gesund werden können. Anders geht es nicht.

Es geht mir mit jedem Tag immer besser und besser.

- Ich muss wählen und mich dafür entscheiden geheilt zu sein, damit ich geheilt werde. Und das glaube ich eher, wenn ich mich selbst heil gemacht habe mit den Heilungs-Visualisierungen. Das ist Sinn und Zweck dieses Buches.

Euch geschehe

nach eurem Glauben.

Matth. 9, 29

Es geht mir mit jedem Tag immer besser und besser.

Es geht mir mit jedem Tag immer besser und besser.

Bibliographie

Bammes, G.: Die Gestalt des Menschen. O.Maier-Verlag, Ravensburg.

Bry, A.: Visualization. Harper & Row, New York.

Coué, E.: Die Selbstmeisterung durch bewusste Autosuggestion. Schwabe-Verlag, Basel-Stuttgart.

Gawain, S.: Stell dir vor. Rowohlt, Hamburg.

Koppe, A.: Mut zur Selbstheilung. Diametric-Verlag.

Medical Tribune. Kontrollierte Studie. Wiesbaden, Nr. 6 vom 6.2.1981

Samuels, M. and Samuels, N.: Seeing with the mind's eye. Random House, New York.

Schultz, J.H.: Übungsheft für das autogene Training. Thieme, Stuttgart.

Silva, J., Miele, P.: Silva Mind Control. Heyne.

Simonton, O.C., Matthews Simonton, S., Creighton, J.: Wieder gesund werden. Rororo, Reinbeck bei Hamburg.

Simonton, O.C.: Auf dem Wege der Besserung. Rororo, Reinbeck bei Hamburg.

Sorel, M.: Mit der Silva Mind Methode zu mehr Gesundheit und Lebensglück. Goldmann, München.

Ranganathan, V.K., ... and Yue, G.H.: Increasing muscle strength by training the central nervous system without physical exercise. Society of Neuroscience meeting, San Diego.

Rauch, E.: Autosuggestion und Heilung. Pal, Mannheim.

Windisch, U.: Mentale Kräfte aktivieren. BoD, Hamburg

Wynn,K., Macey, R. & Meisami, E.: Physiologie-Malatlas. Arcis, München.

Es geht mir mit jedem Tag immer besser und besser.

*Wunder stehen nicht
im Gegensatz zur Natur,
sondern nur im Gegensatz zu dem,
was wir über die Natur wissen.*

Augustinus

Es geht mir mit jedem Tag immer besser und besser.

Danksagung

Ein herzliches Dankeschön allen meinen lieben Mitmenschen, die ihre Erfahrungen mit mir teilten, und dadurch dieses Buch ermöglichten.

Mein Dank gilt auch den vielen Autoren, die über die vielen Jahre durch Schriften und Bücher zu meinem Verständnis beigetragen haben.

Bedanken möchte ich mich auch bei Maria Sorel, die mit dem Mind Control-Kurs die Grundlage legte zu meinem äußerst spannenden Leben, und ganz besonders herzlich bedanke ich mich bei meinem jetzigen Lehrer, Heiler und Mentor, dem Energetiker Josef Moser von Mosim.

Es geht mir mit jedem Tag immer besser und besser.

Kontaktmöglichkeit

Sie können gerne mit mir Kontakt aufnehmen unter

Ursula Windisch
PF 110448
74507 Schwäbisch Hall

oder unter

www.webmaster@uwindisch.de

Es geht mir mit jedem Tag immer besser und besser.

Register

Es geht mir mit jedem Tag immer besser und besser.

Es geht mir mit jedem Tag immer besser und besser.

Es geht mir mit jedem Tag immer besser und besser.

Es geht mir mit jedem Tag immer besser und besser.